ゆうゆうBooks

がんばらない
＼くよくよしない／

お金が貯まる健康習慣

鎌田實　荻原博子

主婦の友社

はじめに

「人生１００年時代」という言葉が、夢物語でなくなってずいぶんたちます。

２０２２年に発表された厚生労働省の「簡易生命表」によると、日本人の平均寿命は男性81歳、女性87歳です。でも、これはあくまでも0歳の子の平均余命のこと。現時点で65歳の人の場合、平均余命は男性19年、女性24年となっています。つまり男性は84歳、女性は89歳と、平均寿命よりもさらに長生きすると見なされているのです。

長寿はとてもおめでたいことですが、一方で、長くなった老後に不安を感じる人は少なくありません。


私たちは『ゆうゆう』という雑誌を制作しています。主な読者は60代、70代の女性たち。本や雑誌が好きで、おしゃれやおいしいものに興味があり、人生を前向きに生きている大人の女性たちが手にとってくれている雑誌です。

私たちがアンケートなどを通じて実感しているのは、そんな元気な女性たちでも、長生きすることに不安を感じている人が少なくないことです。その内容は大きく分けて2つあります。1つ目は、お金の問題です。日々の生活は年金だけで足りるのだろうか、預貯金はどれだけあれば安心できるのか……明確な答えはありません。「預貯金は2千万円あったほうがいい」という意見もあれば、「いや、それだけでは足りない」という声もあるし、「そんなになくても大丈夫」という説もあります。2つ目は健康の問題です。誰だって病気にはなりたくないし、要介護にも認知症にもなりたくありません。できれば平均寿命をひらりと飛び越え、自分らしく生きながら人生を終えたい、そう思う人は多いのではないでしょうか。

そこで『ゆうゆう』では、2024年11月号で「60代からの幸せ計画 健康こそ財産！」という大特集を組みました。なかでも注目を浴びたのが、医師・鎌田實さんと経済ジャーナリスト・荻原博子さんの対談でした。

長野に住む鎌田先生と、東京在住の荻原先生。おふたりの対談はオンラインで実施されましたが、テレビなどで共演経験のあるおふたりの会話はテンポがよく、ユーモアたっぷりで、もちろん専門家としての知識と知恵にあふれていました。

そしてその会話の中には、ゆうゆう世代が知りたい「お金と健康」について、本当に大切なことがギュッと詰まっていたのです。
おふたりのトークをもっと聞きたい！　そんな読者の声が届く前に、私たち編集部が強くそう思いました。医療の専門家、経済の専門家という立場からのお話はもちろんのこと、70代でも現役で働きながら、自分自身の健康とも向き合っている同世代としてのお話ももっと聞きたいと思ったことが本書の始まりでした。

超ご多忙なおふたりになんとかスケジュール調整をしていただき、長野県茅野市で実現したのが本書の対談です。それぞれの専門分野に関するお話はもちろんのこと、ご自身の健康に関する話、これからのお仕事の話、終活の話など話題は多岐にわたりました。その対談を一冊にまとめたのが本書です。数えきれないほどの著書を出版されているおふたりですが、ほかの本では見られない素顔を垣間見ることができるのも、本書の魅力です。おふたりの軽妙な会話に聞き耳を立てているうちに、気づけば生活や生き方が少しだけ変わっていくかもしれません。

２０２５年2月　主婦の友社『ゆうゆう』編集部

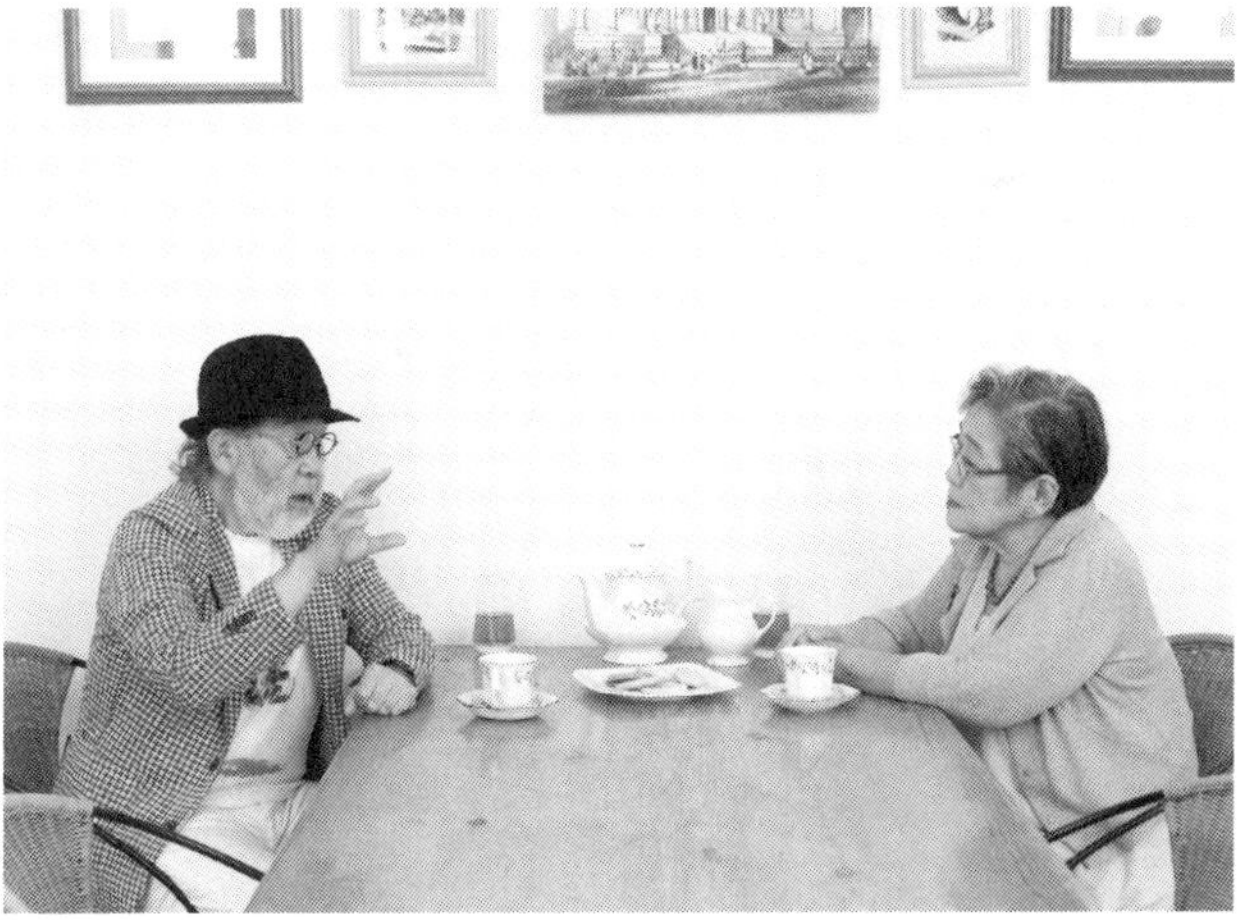

目次

Column 2

PART 3

PART 1

メタボとお金の深い関係

5キロやせたら寿命が1年延びて、100万円の得？

荻原　鎌田先生はいつ頃から長野にお住まいなのですか？

鎌田　ぼくは東京都杉並区で育ったのですが、医師になってすぐ長野県の諏訪中央病院に赴任しました。以来ずっと長野在住で、地域医療にかかわり続けています。

荻原　私は長野県の出身なんです。先生は東京に生まれて長野で働き、私は長野に生まれて東京で働いている。ちょうど逆ですね。

鎌田　そうですね、偶然です。長野は住みやすくて、いい場所です。ぼくが住んでいる茅野は蓼科という避暑地の近くなんですが、湿度が低くて暮らしやすいですよ。

荻原　うらやましいです。とくにここ数年は夏が暑いし長いし……。長野なら日中どんなに暑くても、朝晩はさわやかで気持ちがいいですよね。東京では、朝5時半なのに30度もあるんですよ！　わが家の犬は散歩に行くのを嫌がるんです、犬なのに。毛皮を着ているから、暑いのも仕方がないとは思いますけどね(笑)。

鎌田　あはは、お気の毒に。でも荻原さんはお元気そうですよね。テレビで拝見していても、いつもはつらつとしていらっしゃる。

荻原　ありがとうございます。でも私、5年ほど前にひどい腰痛に悩まされた時期があったんです。椅子から立ち上がろうとした瞬間に、腰がハンマーで殴られたみたいに痛くなって悲鳴を上げてしまいました。人生であんなに痛い思いをしたことはないっていうくらいです。

鎌田　それは大変だ。原因は？

荻原　初期の座骨神経痛でした。座り仕事ばかりで、運動不足が原因です。私は1日8時間、忙しいときには12時間以上もパソコンに向かっているんです。仕事でなくてもパソコンで映画を見たり……。運動なんて朝晩の犬の散歩くらいだったんです。

鎌田　確かに腰に負担がかかりそうな生活ですね。1時間に3分でいいから、体を動かすようにしたほうがいいんだけどね。

荻原　おっしゃるとおりです。でも原因はもうひとつあって、体重が増えたことで腰に負担をかけているとも言われました。医者が「まずは5キロやせましょう。それだけで寿命が1年延びますよ」って。

鎌田　正解です。体重が重すぎていいことは何もない。

荻原　やはりそうなんですね。調べてみると、アメリカでは平均寿命より早く亡くなる人の5人に1人は太りすぎだそうです。それで「やせよう！」って決めたんです。

鎌田　それは立派ですね。何歳のとき？

荻原　68歳のときです。実を言えば、50代のときには鍼《はり》と断食で20キロやせた経験があるんです。でも結局、「食べないダイエット」は長続きしないんですよね。それで今回は、「夕食は夜8時までに食べ終えて、翌朝10時までは何も食べない」「食事は野菜中心にして、主食は玄米」「間食はなるべくしない」という3つを実践しました。

鎌田　いいですね。厳しい食事制限をしちゃうと、ストレスもたまるし、生きる楽しみがなくなっちゃうからね。

荻原　そうなんですよ。だから今回は少しゆるめにしてみたんです。それでもちゃんとやせたんです。

鎌田　ぼくも60代後半のときに80キロになって、72キロまで体重を落としたことがあったんです。軽い脊柱管狭窄症があって腰痛にも苦しみました。ぼくの場合、筋肉を鍛えることで改善したし、体重も落ちたんですよ（パート4参照）。

荻原　体調をくずすと、あらためて「健康こそ財産」「健康こそ節約」と思いますね。私はそれで『5キロ痩せたら100万円「健康」は最高の節約』（PHP新書）という本を書いたくらいです(笑)。

鎌田 5キロやせたら100万円？　それはどういう計算式なの？

萩原 国民年金は、もらう時期を1カ月先延ばしするごとに、支給額が0・7％ずつ増額されます。「繰り下げ受給」っていうんですけど、仮に65歳でもらえる年金が月額6万円だった場合、70歳からもらうと8万5200円に増えます。1年間だと約102万円になる。でもこれは死んだらもらえません。繰り下げ受給をする場合、長生きしないと損しちゃうんです。だから、私がもし5キロやせて寿命が1年延びたら、102万円もらえる期間も延びる、ということです。「5キロやせたら100万円！」そう思ったら、ちょっとやる気が出てきました(笑)。

鎌田 そういうことか！　いい考えですね。

荻原 やせたのは5キロ弱ですが、1年前と比べて健康診断の数値がすごくよくなりました。「危険水域ですよ」と言われていた血圧も、標準値に戻ったんです。

鎌田　大成功ですね。

メタボになると月々の医療費負担は3万円アップ

荻原　太ると腰やひざに負担がかかるというのは実感しましたが、メタボリックシンドロームになる危険性も高まるんですよね。

鎌田　そうです。メタボリックシンドロームって「内臓脂肪症候群」ともいわれるんですよ。脂肪は脂肪でも、内臓につく内臓脂肪が悪さをするの。

荻原　指でつまめるのが皮下脂肪、内臓についておなかがパーンと盛り上がるのが内臓脂肪、ですよね。

鎌田　そのとおり。内臓脂肪は、皮下脂肪よりもはるかにタチが悪いんです。ぼくが80キロにまで体重が増えたときも、内臓脂肪がすごかった。当時の写真を見ると、おなかまわりがはち切れんばかり。あれはかなり危険だったと思います。

荻原　いわゆる「リンゴ型肥満」ですよね、男性に多い肥満のタイプ。女性の場合は皮下脂肪が多い「洋ナシ型肥満」で、内臓脂肪はつきにくいと聞きますが……。

鎌田　女性も更年期以降は内臓脂肪がつきやすくなりますから、要注意です。

荻原　そうですか！　やっぱり太ってはいけませんね。

鎌田　内臓脂肪が増えると、体にいろんな悪さをするんです。血液中のコレステロールや中性脂肪が増えて血液がドロドロになる「脂質異常症」や、糖尿病の原因になる「高血糖」、そして「高血圧」です。そのせいで心筋梗塞や脳梗塞、大動脈瘤《りゅう》、腎機能の低下などが起こりやすくなります。脂肪肝にもなります。脂肪肝は肝臓がんの原因になるんです。

荻原　メタボにならないことは、お金の面でもとても重要ですよね。たとえば厚生労働省の調査では、メタボの人はそうでない人に比べて医療費が余計にかかることがわかっています。60代の女性の場合、年間10万円以上の差が出るそうです。

鎌田　医療費が10万円以上増えるということは、健康保険が3割負担だとして、1人あたり年間3万円以上負担が増える計算になりますね。

荻原　年間3万円は大きいですよ。しかも高血糖から糖尿病になってしまうと、さらにお金がかかります。個人的にショックだったのは、体重が増えれば増えるほど糖尿病の合併症を併発しやすくなるということです。失明したり、人工透析になったりすると聞いてゾッとしました。

鎌田　糖尿病の合併症は怖いですよ。三大合併症っていわれているのが、神経障害、網膜症、腎症。血行障害になると抹消まで血流が行き渡らなくなって、脚が壊疽《えそ》してしまうこともあるんです。

荻原　ひどい場合には切断することになるんですよね。

鎌田　網膜症になると視力低下、白内障などを引き起こします。さらに怖いのは、腎症です。むくみなどがひどくなり、進行すると人工透析や腎移植が必要になる。人工透析になると、週3回、1カ月で約12回透析をすることになります。医療費としては年間480万円もかかる。もちろん医療保険や高額療養費制度がありますから、個人の負担は年間40万円程度になりますが、死ぬまで払い続けなくちゃいけない。特定疾病療養費制度などによる軽減も行われていますが……。

荻原　しかも週3回は病院に行って、半日くらいかけて透析を受けなくちゃいけないわけですよね。お金だけでなく時間もかかる、やりたいこともできない。「今日も透析に行かなくちゃ」という強迫観念みたいなものもストレスになりそうです。

鎌田　だからね、やっぱり自分の体重には敏感になったほうがいい。

荻原　ＢＭＩが30以上になると、糖尿病の医療費が標準（ＢＭＩ23）の人

BMI の計算方法

$$\frac{体重\quad kg}{身長\quad m \times 身長\quad m}$$

例：身長 160㎝、体重 70kgの場合

70kg ÷ 1.6m ÷ 1.6m ＝ BMI 27.34

BMI による肥満の判定

18.5 未満	やせている
18.5〜24 未満	普通
24〜27 未満	太り気味
27 以上	肥満
30 以上	要注意！

の2・5倍になるそうです。まずは自分の体重をちゃんとコントロールしなくちゃいけませんね。

メタボは認知症のリスクも高める

荻原　糖尿病の医療費は、合併症が多いほど金額が上がります。合併症が3つあると医療費は約2倍になるそうです。しかも糖尿病になると、認知症にもなりやすくなると聞いたんですけれど、本当ですか?

鎌田　そうですよ。血糖値が正常な人に比べて、糖尿病の人は認知症の発症リスクが約2倍に高まることがわかっています。

荻原　2倍！　甘いものが大好きな私は気をつけなくちゃ……。

鎌田　高血圧も認知症のリスクを高めます。アメリカのジョンズ・ホプキンス大学の研究で、最高血圧140㎜Hg以上、最低血圧90㎜Hg以上の人は、正常な血圧の人よりも認知症のリスクが49％も高まることがわかったんです。血糖値と血圧は要注意です。

荻原　そうなんですか！　先ほどお話しした5年前のひどい腰痛の頃には、最高血圧が190まで上がっていたんです。幸い、やせたことで改善しましたが……。

鎌田　改善してよかったですね。日本高血圧学会のガイドラインでは、上は120、下は80を正常血圧にしていますから、それを上回ったら認知症リスクも高まったと考えたほうがいいかもしれません。今後も注意していきましょう。血圧は運動で下げることもできるので（パート4参照）、荻原さんにはぜひともやってほしいなあ。

荻原　わかりました。やっぱりメタボっていろんなリスクがあるんですね。

鎌田　スイスのジュネーヴ大学の研究では、中年期の肥満が認知症のリスクを高めていると発表しています。とくにＢＭＩ30以上の人は要注意です。

荻原　認知症になると、通常の要介護の人よりも介護にかかる費用が増える傾向があるともいわれています。お金の面でも、認知症のリスクは回避したいですね。

がんのステージで、かかる医療費が変わる

鎌田　メタボが原因で、がんになるケースもあるんですよ。異所性脂肪といって、内臓脂肪がたまると同時に、本来は脂肪がないはずの場所に脂肪がついてしまうこともあるんです。その代表が脂肪肝です。

荻原　脂肪肝を放置すると、肝硬変になって、そこから肝臓がん……という流れですよね。

鎌田　そうです。以前なら肝臓がんの主な原因はウイルス性肝炎だったんですが、抗ウイルス薬のおかげでずいぶん減らすことができました。一方で増えているのが、脂肪肝からの肝臓がんです。内臓脂肪をためないこと、減らすことはとても大切なんです。

荻原　がん検診に行くことも大切ですよね？

鎌田　もちろんです。早い段階でがんが見つかると治療も短期間ですむし、医療費もそんなにかかりません。一方、進行してから見つかると入院期間が長くなったり、抗がん剤治療が長期間にわたったりするので、医療費の負担も段違いです。

ここに全日本病院協会の資料（２０２３年度）があるんですが、直腸がんの例ですと、ステージ０（がんが粘膜内にとどまっていて、リンパ節転移がない場合）で見つかった人の１回の入院にかかる医療費は約49万円ですが、ステージ４で見つかった人は約１７９万円と大きな差がついているんです。

荻原　そんなに違うんですね。でも健康保険がありますから、患者本人の自己負担はその3割から1割ですみます。さらに高額療養費制度があるので、月々の患者の負担は約9万円が上限になる場合が多いと思うのですが……。

鎌田　そうです。ただ、健康保険が適用されない差額ベッド代や入院中の食費は意外にかかります。重症になるほど入院期間が延びますし、退院したあとでも抗がん剤治療などで通院が必要です。その分、医療費を毎月支払い続けなくちゃいけません。

荻原　早期発見できれば、治療期間も短くてすみますね。

鎌田　早く見つかるか進行してから見つかるかで、体への負担も財布への負担もまったく違うんです。働き盛りの人は仕事を長く休まなくちゃいけない場合もありますから、収入も気になります。子育て世代の人ほど、早い段階で検診を受けたほうがいい。

荻原　そこはケチっちゃいけませんね。

不健康は「老後貧乏」の原因になりかねない

鎌田　定年退職後の60代男性のケースがあります。この人は年金暮らしで、少しアルバイトもして、年収は400万円あります。ある日、脳梗塞で倒れてしまい、個室に33日間入院しました。高額療養費制度を使ったのですが、1回の入院で41・4万円の費用がかかっています。

荻原　高額療養費制度を使ったのに、そんなにかかったんですか?

鎌田　医療費の自己負担分は高額療養費制度の上限があるので9・8万円ですんだのですが、差額ベッド代が27・1万円、食費が4・5万円、合わせると月額41・4万円の出費になってしまった。治療費以外の出費があることは覚悟しなくちゃいけません。

荻原　差額ベッド代はかなり高額ですね。医療費の出費が増えると、その分、貯蓄もできなくなりますから、どんどんお金が出ていく悪循環に陥ってしまうんです。健康がいかに大切かを痛感しますね。

鎌田　それにいくら高額療養費制度で上限額が決まっているとはいえ、約９万円という金額はけっして安くはありません。治療が長期化すると、これを毎月払わなくちゃいけないので大変です。

荻原　具合が悪いと自分で料理するのも負担になりますよね。外食が増えたり、買ってきたものですませたり。移動するのもタクシーを使ったりして、本来は使わなくてすむ出費が増えてしまいがちです。

鎌田　だからね、50代、60代は病気にならないために、まずはメタボにならないことです。あとはがん検診をきちんと受けること。とくに子どもがまだ独立していない人は、ちゃんと健康診断やがん検診を受けて、生活習慣病の早期発見・早期治療を心がけてほしい。それがなによりも重要だと思っています。

荻原　いま子どもの学費は、1人あたり1千万円かかるといわれているんですよ。学費がかかる段階で働けなくなって教育ローンのお世話になると、その先の返済が大変になります。子どもの教育費も老後資金も、出どころは同じですから。

鎌田　そのとおり。健康は財産を守ってくれるんです。

70代以上になったら「ちょっと太め」が安心なわけ

荻原　私は68歳で少しやせたんですけど、それ以上はなかなかやせられないんです。

鎌田　荻原さんは、いまおいくつ？

荻原　ちょうど70歳です。

鎌田　じゃあ、いまくらいでちょうどいいですよ。70歳を過ぎたら、ちょっと太っているくらいの人のほうが、やせている人よりも長生きだってご存じですか？

荻原　そうなんですか！　知りませんでした。

鎌田　「肥満パラドックス」っていわれているんです。中年期には、体重が増えると病気も増えるので「やせなさい」といわれますが、高齢になると、やせている人のほうが死亡率は高くなるんです。「肥満は厳禁」とされている糖尿病でさえ、軽い肥満の人とやせている人を比較すると、軽い肥満の人のほうが長生きだというデータもあるんです。

荻原　不思議ですね。どうしてですか？

鎌田　70歳以上になると、問題はメタボよりも「フレイル（虚弱）」です。フレイルとは、健康な状態と要介護状態の中間に位置する段階で、運動機能の低下や精神面の衰えが目立つ状態です。とくに筋肉が減ってフレイルになるケースが多いので、下手なダイエットなどしたら命取りです。70歳を過ぎたら「ちょい太」がいいって、ぼくはずっと言っているんです。

荻原　「ちょい太」ってどれくらいまで？

鎌田　ＢＭＩの標準値は「25」までですが、「27」くらいまでがちょうどいい範囲だと、ぼくは思っているんです。

荻原　そうですか。目からウロコです。

鎌田　もうひとつ「パラドックス（逆説）」があって、それがコレステロールなんです。高齢になるとコレステロール値が少し高めのほうが長生きになるんですよ。80代になったらとくに、コレステロールを減らさないことも大事です。標準値より高くても寿命に影響はないけれど、低いと死亡率が高まるんです。

荻原　70代はどうですか？

鎌田　ぼくは65歳以上の患者さんには、コレステロールを減らす薬は出していません。薬をやめても多くの患者さんは、悪玉コレステロール値も善玉もさほど大きな変化はないことを確認しています。厚生労働省も２０１５年には食事の摂取基準からコレステロールの上限を撤廃しているんです。

荻原　「卵は1日1個まで」という制限も、なくなりましたもんね。

鎌田　卵を勝手に悪者にしていたんだよね。でも、卵は優秀なたんぱく源。たんぱく質が少ないと、筋肉が減って歩けなくなるし、エネルギーもわいてこない。血管だってもろくなります。

荻原　70代以降は「ちょい太」が正解って、なんだかうれしい言葉ですね。

鎌田　荻原さんはちょうどいいですよ。自信をもって！

荻原　あははは、ありがとうございます。

むやみにやせる必要はない。大切なのは運動&筋肉

荻原　でも、これ以上は太りたくないです。腰やひざにも負担がかかりそうだから。

鎌田　そうですね。体重を維持していくには、筋肉をつけることと、食事の内容を見直すことがとても大切だと思います。食事制限ダイエットでやせることは、あまりおすすめしません。

荻原　どうしてですか?

鎌田　食べないでやせようとすると、即効で体重は減ります。でも多くの場合は筋肉まで落ちてしまうので、基礎代謝も落ちる。そのせいでますます脂肪が燃えにくくなって、肥満が進んでしまうこともあるんです。

荻原　リバウンドしちゃうのは、筋肉が落ちてしまうせいもあるんです

ね。

鎌田　高齢者の場合、もっと怖いです。食事制限をすることで筋肉量が低下したり、骨粗しょう症を発症したりする可能性があります。加齢による筋肉量の低下を「サルコペニア」といいます。サルコペニアになると、どうしても活動量が減りますし、行動範囲も狭くなる。動かなくなることで筋肉がますますやせて、フレイル（虚弱）の状態になるんです。

荻原　それは怖いですね。

鎌田　だから、「食べない」でやせるんじゃなくて、必要な栄養をしっかりとったうえで、運動をして筋肉を増やすことが大事。その過程で、脂肪はゆっくりと自然に減っていくと思います。70代以降になったら、多少太っていても内側にしっかりとした筋肉があれば、それでいいんです。やせている人でも「隠れメタボ」といって、内臓脂肪がため込まれている人もいるから要注意です。

荻原　やせることだけが大事なのではなくて、何を食べるか、そしていかに運動するかが大事ってことですね。

鎌田　そのとおりです！

医療にかかるお金について教えてください！

Q 手術や入院にかかる費用が心配です

A 日本は国民皆保険の国。心配しすぎなくて大丈夫！

どんなに健康に気をつけていても、病気やケガから逃げきれるとはかぎりません。「入院費が払えなかったらどうしよう」「抗がん剤治療は長期化するっていうし……」と不安が募り、高額の医療保険に入る人もいるかもしれません。

でも、少しお待ちください。日本には世界に誇れる「公的医療保険制度」があるのです。会社員なら会社の「健康保険」、自営業やフリーランスは「国民健康保険」に入っているので医療費は最大3割ですみますし、75歳以上になると後期高齢者医療制度に移り、多くの人は1割負担。さらに1カ月の医療費が一定額以上になると、それ以上は払わなくていい「高額療養費制度」もありますし、会社員や公務員であれば、仕事を休んでいる間は「傷病手当金」も給付されます。「民間の医療保険や生命保険に入ったほうが安心」と思うかもしれませんが、健康であれば払い損。多くの場合、貯蓄で対応できる範囲ですから、ご安心を！

Q 高額療養費制度って何ですか？

A 1カ月の医療費が一定額を超えたら、その分が戻ってくる制度です

もしあなたが大きな病気で1カ月入院し、医療費（健康保険対応）が100万円かかったとします。69歳までは3割負担ですから「自己負担は30万円」と思うかもしれませんが、高額療養費制度を利用すれば月々の支払いは一定額まで。一般的な年収の人（区分ウ）なら9万円弱です。窓口で30万円支払っても、申請すれば約21万円は返金されますし、あらかじめ「認定証」をもらえば窓口での支払いも上限額までですみます。

高額療養費制度の自己負担限度額（69歳以下の場合）

適応区分		ひと月の上限額(世帯ごと)	多数回該当(4カ月目以降)
区分ア	年収約1,160万円～	252,600円＋(総医療費－842,000)×1%	140,100円
区分イ	年収約770万～約1,160万円	167,400円＋(総医療費－558,000)×1%	93,000円
区分ウ	年収約370万～約770万円	80,100円＋(総医療費－267,000)×1%	44,400円
区分エ	年収～約370万円	57,600円	44,400円
区分オ	住民税非課税者	35,400円	24,600円

※総医療費とは保険適用される診察費用の総額（10割）です。
※同じ月の別の医療機関での自己負担とも合算できます（21,000円以上の場合）。

Q 長期間の療養になると高額療養費制度があってもつらいです

A 「多数回該当」といって4カ月目から自己負担額は減ります

高額療養費制度であれば医療費は上限額までですみますし、長期化すれば上限額はさらに下がります。過去12カ月以内に高額療養費制度で3カ月以上支給を受けた場合、4カ月目からは「多数回該当」（P37の表参照）となって、自己負担額が軽減される仕組みがあります。一般的な収入の人（P37表の「区分ウ」）であれば、4万4400円を支払えばいいので、ほぼ半額になるのです。

Q 病気になって仕事を休んだら無給になるので怖いです

A 会社員なら「傷病手当金」を受け取れます

病気やケガで無給になっても、会社勤めで「健康保険」に加入していれば「傷病手当金」が支給されます。連続して4日以上休んで、その間給与が支払われなければ、4日目から最長で1年6カ月（通算）、給料の3分の2を受け取れるのです。ざっくりとした計算ですが、月給30万円の人なら約20万円支給されます。そう考えると、少し気がラクになりますよね。条件を満たせばパートやアルバイトの人でも対象になることがあります。

Q 「医療費控除」の確定申告はしたほうがいい？

A 医療費を年間10万円以上支払っていたら税金が戻ります

1世帯で1年間に10万円以上（もしくは年間所得の5％のいずれかの少ないほう）の医療費を払った場合、確定申告をすれば超過額が課税所得から控除されます。つまり税金が戻ってくるのです。医療費控除は1人分だけでなく、家族全員の医療費をまとめることができますから、10万円を超えているケースは多いと思います。また、介護サービスを利用している人や、生計を一《いっ》にしている親が介護を受けていれば、その費用も合算できます。寝たきりの高齢者ならおむつ代なども控除対象になりますから、国税庁のHPなども参考に。

医療費控除の対象になる介護保険サービスの例

〈施設サービス〉

特別養護老人ホーム
介護老人保健施設
介護医療院

〈在宅サービス〉

訪問介護
訪問入浴介護
訪問看護
通所介護（デイサービス）
通所リハビリテーション（医療機関でのデイケア）
短期入所生活介護（ショートステイ）　など

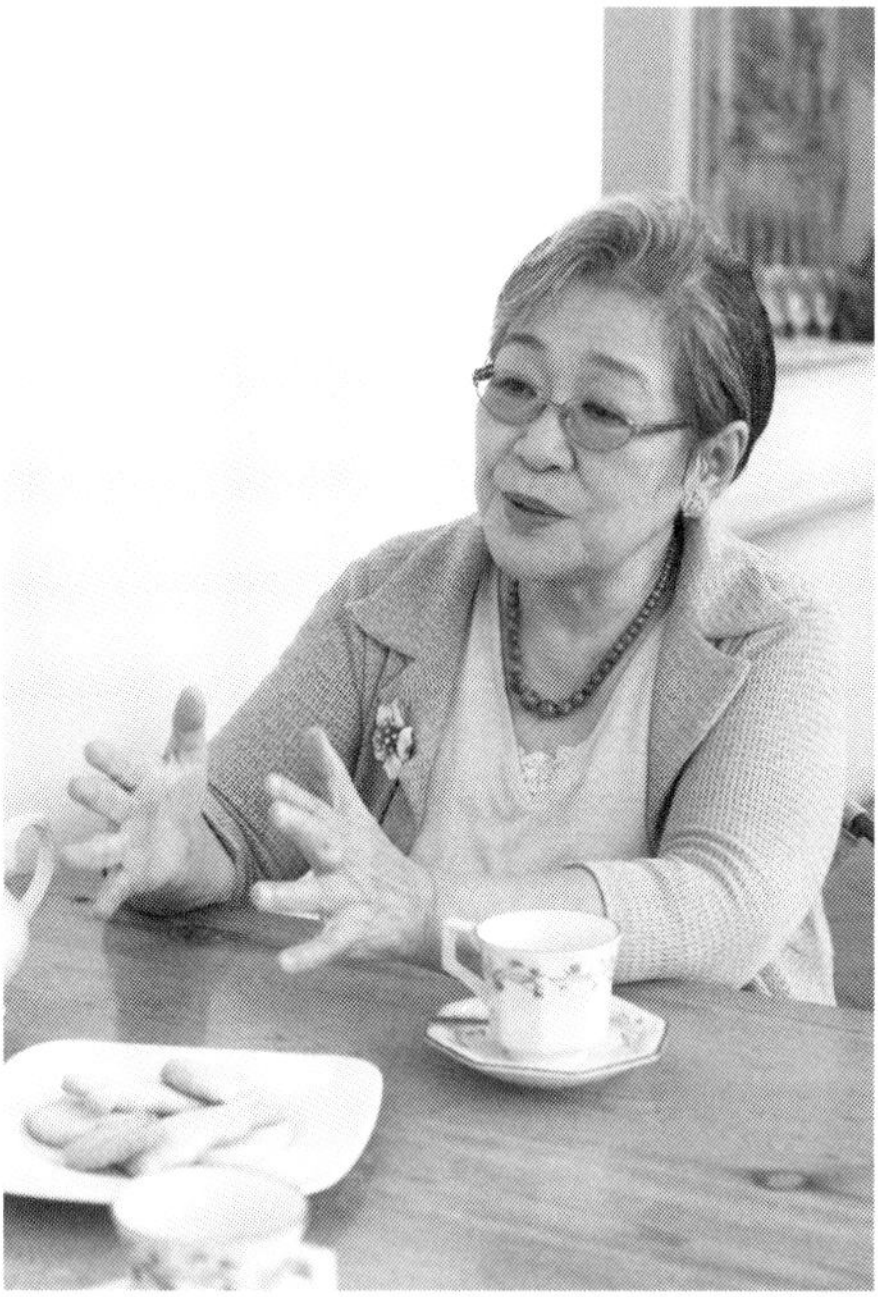

PART 2

メタボとフレイルに打ち勝つ食事

お酒をやめたら、背中に羽が生えました

荻原　実は私、５年前にお酒をやめました。ずっと浴びるように飲んでいたのに(笑)。

鎌田　やめられたんだ、すごいですね。でも、どうしてやめようと思ったの？

荻原　私以上によく飲んでいた友人が、あるときお酒をスパッとやめたんです。そのとき彼女が「お酒をやめたら背中に羽が生えてくるのよ。あなたもやめてみたら？」って言ったんです。

鎌田　体が軽くなったということかな？

荻原　そうみたいですね、気分爽快って言っていました。私は「うそでしょう？」って思ったんですけど、その言葉にすごくインパクトがあって。

試しにその日の夜はお酒を飲まないで寝てみたんです。そしたら……。

鎌田　そしたら？

荻原　羽が生えました（笑）。

鎌田　それはよかった（笑）。その後はスッパリやめられたの？

荻原　最初の３日間は「お酒がほしいなあ」って思ったんですが、そのときに「お酒を飲むなら、好きなドラマは見ない」と決めたんです。いままではドラマを見ながらお酒を飲んでいたので、「ドラマか、お酒か」の２択にしてみたんです。で、私はお酒よりもドラマを見るほうを選んだ。それでお酒をやめられたんです。３日間続くと、次は１週間、次は１カ月……結局、５年続いています。

鎌田　それはすごい。ぼくも56歳のときに病院の管理責任者を辞めてからは、つきあいの酒が減って、いまではたまに飲む程度。お酒とはほどよく距離を置いています。

荻原　お酒を飲まないと体調もいいんですが、お金が貯まりました（笑）。おつまみも含めて、1日に500円くらい使っていたんです。でもそれがゼロになったので、1カ月で1万5千円、1年間では18万円の節約になったんですよ。

鎌田　それは見過ごせない額だ！

荻原　ですよね。お酒はやめて大正解でした。ちなみに、健康的なお酒の飲み方ってあるんですか？

鎌田　「お酒は食事の間だけ飲む」って決めるのがいいと思いますよ。夕食のときに、食事のお供としていただく。そうすれば深酒にはなりません。糖尿病の患者さんにも、日本酒なら1合、ビールなら500ミリリットル、ワインなら180ミリリットル程度ならいいよ、と言っています。

荻原　「全部ダメ」だと続かないけれど、「ここまでならいいよ」っていう基準があると、なんとなくがまんできるんですよね。

鎌田　でも、タバコは1本も吸わないほうがいいですね。いまは喫煙者の中で間質性肺炎や肺腺維症になって苦しんでいる人も多いんです。当然、タバコで肺がんになる人も多い。この本を読んでいる人でタバコを吸っている人がいたら、この際スッパリやめてほしいですね。

食事の間を14時間あけると細胞が活性化する

荻原　パート1でも少しお話ししたんですが、私が以前腰を痛めて5キロの減量に挑んだとき、3つだけルールを決めたんです。

①夕食は20時までに食べ終えて、朝食は10時にする
②野菜中心の食事にして、主食は玄米にする
③なるべく間食はしない

これだけです。食事の量とかもあまり厳密にしませんでしたし、仕事の

おつきあいなどがあればその日はルールを守れなくても仕方がない、くらいのゆるさで始めました。それでも始めて1カ月で2キロやせましたし、健康診断の数値も改善したんです。

鎌田　いいと思いますよ。あまり厳しすぎないのがよかったんだと思います。がんばりすぎないのが継続のコツです。

荻原　よかった！　私だけでなく主人にもダイエットが必要だったので、2人で取り組みやすいルールにしたんです。

鎌田　大成功でしたね。荻原さんのやり方ですが、①はいわゆる「ミニ断食」ですね。食事と食事の間を14時間以上あけて軽い飢餓状態にすることで、細胞が若返るんです。もとになっているのが「オートファジー理論」です。

荻原　2016年に大隈良典さんがノーベル生理学・医学賞をとった研究で話題になりましたよね。

鎌田　人間の細胞には、いらなくなった物質をエネルギーとしてリサイクルする仕組みがあって、細胞が自分の細胞の一部を分解することから「オート（自分で自分の細胞を）ファジー（食べる）」っていうんです。オートファジーが活発になると、免疫力が高まったり、老化防止になったり、さまざまな効果があるといわれています。体内が飢餓状態になることで、このオートファジーがよく働くようになるんです。ぼくも夕食は19時までには食べ終えて、朝食は8時にしていますよ。

荻原　……ということは、夕食と朝食の間は13時間です。鎌田先生みたいに健康的に生きている人は、やっぱり空腹の時間をとっているんですね。私はそれまでオートファジーなんて全然知らなくて、夜遅くにたっぷり食べていたし、食事が終わってからもお酒を飲みながらおつまみを食べてテレビを見て……。そのせいで、体が脂肪をため込んじゃっていたのかもしれません。

鎌田　そういう人は多いんだけど、実は体にとっては最悪なんです。

荻原　日中の間食も多かったので、長い間「おなかがすいた」っていう感覚を忘れていました。最近「おなかすいたな」って目が覚めるので、なんだか爽快なんです。

鎌田　細胞が活性化し始めたのかもしれませんね。

体内の「酸化」を防ぐのは、たっぷりの野菜

荻原　最近、おいしいと思うものが少し変わってきました。お肉が大好きだったのに、最近はあまり食べられなくて。そのかわり、野菜のおいしさに目覚めています。

鎌田　それはよかった。②の「野菜中心の食事」っていうのはすごくいいですよ。野菜には抗酸化力があるので、老化を遅らせる意味でも野菜はと

ても大切なんです。

荻原　抗酸化力ってよく耳にしますけれど、老化と関係あるんですか？

鎌田　老化って「体のさびつき」なんです。ぼくたちは毎日呼吸しているでしょう？　呼吸でとり入れた酸素が体の中にたまっていくと、鉄が酸素でさびるみたいに、体もさびていくんです。このさびが、老化の原因のひとつです。それを防ぐのが、野菜がもつ酸化を防ぐ力、「抗酸化力」なんですよ。

荻原　なるほど！「太りにくいから野菜を食べる」というだけではなく、老化を防ぐためにも野菜は大切なんですね。

鎌田　そうです。厚生労働省は、少なくても毎日350グラムは食べることを推奨しています。ところが、日本人の平均野菜摂取量は男性290グラム、女性270グラムだというんですね。ざっと考えると1日60〜80グラム足りないんです。

荻原　350グラムってどれくらいですか？

鎌田　野菜の種類で重さが違うから一概には言えないんだけれど、こうやって両手を合わせてお皿にして、そこに生野菜をのせるでしょう？　これを3倍にした量が1日に食べる分量と考えるといいと思います。

荻原　3倍が1日分っていうことは、1食につき両手1杯分食べなくちゃいけないっていうことですよね。かなりの量です。

鎌田　その量をサラダで食べようと思うと、全部食べるのは大変でしょう？　だからぼくは「具だくさんみそ汁」を推奨しています。葉物野菜でも根菜でも、冷蔵庫に残った野菜の切れ端でも全部入れて、みそ汁にしちゃう。野菜のかさが減るので、たっぷり食べられます。

荻原　それはいいですね。根菜は料理するのがちょっと面倒ですけれど、みそ汁なら手軽ですもんね。

鎌田　野菜が多い分、汁が少なくなるから減塩にもなるんです。あとね、ミニトマト1個はだいたい10グラムなんですよ。いままでの食事にプラスして、毎食ミニトマトを2個食べると、不足している60グラムを補える計算になります。

荻原　野菜ジュースはどうですか？

鎌田　いいですよ。ジューサーやミキサーがあれば、新鮮な野菜で作ってほしいですね。アメリカのヴァンダービルト大学の研究によると、野菜ジュースを週3回以上飲む人は、1回以下の人よりアルツハイマー型認知症の発症率が76％少ないことがわかったそうです。

荻原　野菜のパワー、すごいですね。「この野菜はとくにおすすめ！」みたいなイチオシ野菜はありますか？

鎌田　野菜は本当にどれも食べてほしいし、旬の野菜を食べることも大事なんですが、「何か1つ」といわれればブロッコリーです。

荻原　ブロッコリーですか！

鎌田　ブロッコリーには血圧を下げる作用のあるカリウムが多いし、骨をつくるビタミンKも豊富。抗酸化物質もいっぱい。しかも野菜の中ではたんぱく質が一番多いんですよ。ボディビルをやっている人にとっては必須の食品だそうです。

荻原　そうなんですね！　そんなスーパーフードだとは知りませんでした。

鎌田　ブロッコリーをおすすめする理由が、もうひとつあるんです。ブロッコリーってちょっとかたいじゃないですか。しっかりかまないと食べられません。高齢になるとかむ力が衰えてしまって、「オーラル（口腔）フレイル」になりやすいんです。そのせいで誤嚥《ごえん》性肺炎などになって、毎年約4万人が亡くなっています。だからこそ、口腔を鍛えるためにブロッコリーをしっかりかんで食べる習慣をつくってほしい。かむ力をキープできるから。

清涼飲料水1本に含まれる驚異的な砂糖の量

鎌田　もうひとつ、酸化と同じくらい注意してほしいことがあるんです。それは、体の「糖化」です。

荻原　糖化……って何ですか？

鎌田　砂糖や穀物などには糖質が含まれていますよね。糖をとりすぎると、余分な糖が体内でたんぱく質と結びつき、それが体の熱で変性して細胞を「焦げ」させるのです。これも老化の大きな原因になるんですよ。

荻原　甘いものや、ごはん、パンなどをたくさん食べていると「焦げ」やすいってことですか？

鎌田　そのとおり。血糖値の急激な上昇も、糖化の原因になります。体が糖化すると体内に焦げつきが増えて、がんや糖尿病、認知症などの病気の原因にもなるんです。

荻原　私、甘いものが大好きなんです。主食は玄米にかえたんですが、甘いものを完全にやめることはできなくて……。だから3つのルールの③は、「間食はなるべくしない」と「なるべく」にしているんです。

鎌田　大丈夫！　全部やめる必要はありませんよ。ぼくは患者さんに「おいしいものは少し食べる」ことを推奨しています。お酒も少し、甘いものも少し。全部やめちゃったら、生きるのがつまらなくなっちゃうからね。

荻原　うれしい言葉です。少しならいいんですね。

鎌田　そうそう。だから「今日は友だちといっしょにパンケーキ食べちゃった」というなら、次の日のデザートは果物だけにしておく、とかね。要はバランスですよ。ただ、甘い飲み物だけは避けることをおすすめします。清涼飲料水や炭酸飲料には、砂糖がものすごく入っているんです。ペットボトル1本の中に、角砂糖10～15個分くらいの糖分が入っているんですから。

荻原　そんなに？　500ミリリットルくらいの中に？

鎌田　そう、思いのほか入っているんです。運動のときに飲むスポーツドリンクは、なんとなくヘルシーなイメージがありますが、あれにだって角砂糖3～10個分は入っています。

荻原　そうだったんですね。幸いなことに、飲み物は無糖が好きなんです。

鎌田　それはよかった。飲み物の糖分は、一気に体に入ってくるので注意が必要です。血糖値が急上昇しますからね。

荻原　怖いですね～。飲み物は無糖を続けます！

鎌田式「朝たん」のすすめ

荻原 鎌田先生ご自身は、どんな食事のルールを決めているんですか？

鎌田 決めているのは「朝たん」です。「朝にたんぱく質をとる」ってことです。

荻原 朝にたんぱく質？ それはどんなメリットがあるんですか。

鎌田 荻原さん、筋肉ってどうやったらつくかご存じですか？

荻原 運動ですよね？ 筋トレすることが大事だと思うんですが……。

鎌田 正解です。でも筋トレするだけじゃダメなんです。筋肉の材料になるたんぱく質もしっかりとる必要があるんです。

荻原 確かにそうですね！ でも、どうして「朝」なんですか？

鎌田 たんぱく質は脂肪と違って、体の中に貯蔵することができないんです。だから3食全部でたんぱく質をとらなくちゃいけないんだけれど、日本人って朝は基本的に軽めなんです。食べない人もいますよね。肉や魚をいつとるかというと、夕食のメインディッシュ。夜にど〜んと食べるんですよ。でも夜にたっぷり食べても、そのあとは寝るだけ。運動しないから、食べた栄養が肥満のもとになっちゃうんです。

荻原　うわ〜、そうそう。以前の私がそうでした。

鎌田　でも、朝にたんぱく質をとると、そのあと体を動かすでしょう？だからちゃんと筋肉になるんです。ぼくは朝食に卵2個で目玉焼きかオムレツを作り、さらにハムかソーセージを添えています。あとは具だくさんのみそ汁ですね。

荻原　朝食からたっぷり食べていらっしゃいますね。ちなみに、たんぱく質って1日にどれくらいとればいいんですか？

鎌田　たんぱく質の量は、体重に1をかけたグラム数です。つまり体重60

キロなら60グラム。でも現段階で筋肉が少ない人は、1・2をかけた数にするといいと思います。60キロなら72グラムです。

荻原　初歩的な質問で恐縮なんですが、「たんぱく質の量」と「お肉の重さ」はイコールではないですよね？

鎌田　そうです。肉にはたんぱく質以外に脂質なども多く含まれていますからね。

荻原　肉や魚のたんぱく質の量って、どれくらいなんですか？

鎌田　ちょっと大ざっぱですが、脂肪分の少ない鶏のささ身やむね肉、牛や豚の赤身肉、あじや鮭などの魚の場合、100グラム中に20グラム前後のたんぱく質が含まれています。

荻原　思った以上に少なくてびっくりしました。豚バラ肉とか鶏もも肉など、脂肪分の多い肉だともっと少ないってことですね。

鎌田　そうです。だから肉だけでたんぱく質をとろうとすると、脂質が過剰になりがちなんです。たんぱく質は卵や大豆にも多いので、上手に組み合わせて食べるといいですよ。卵1個には約6グラム、納豆1パックには約8グラムのたんぱく質が含まれていますから。

荻原　ということは、仮に1日72グラムのたんぱく質をとろうと思った場合、朝食、昼食、夕食で必ず肉か魚を100グラムは食べて、そこに卵や納豆もプラスしなくちゃいけないというわけですね。かなりたっぷり食べる必要がありそうです。

鎌田　小食で朝から肉や魚を食べられないっていう人もいると思うんですよ。そういう人はプロテインを使ってもいいと思いますよ。プロテイン飲料やプロテインバーがコンビニでも売っていますから、おやつなどに上手に利用するといいんです。

荻原　ついついコンビニスイーツに手が伸びそうになったときには、心を鬼にしてプロテインバーを手にとるようにします(笑)。

１日３食、４：４：２で食べよう

荻原　ただ、現実には朝食はパンとコーヒーで、ランチはうどんセット……そんな人は少なくないと思います。たんぱく質をとるためには、食事の習慣を大幅に見直さないといけませんね。

鎌田　日本人の多くは、食事の重さや分量が「朝２：昼３：夜５」の配分になりがちです。でも、できるだけ「朝４：昼４：夜２」をめざしてほしい。そうじゃないと、たんぱく質も野菜も不足してしまいます。

荻原　でも、毎朝あわただしく出勤するサラリーマンたちには難しいかもしれないですね。

鎌田　それでもなんとかがんばって、「朝３：昼３：夜４」くらいをめざしてほしいなあって思います。朝食は具だくさんみそ汁と納豆、昼食がコンビニ弁当だったらサラダも追加する、それで夜はお米などの炭水化物を減らす……それくらいならできるんじゃないかな。荻原さんの食事の配分はどんな感じ？

荻原　先ほどお話ししたように、夕食と朝食の間を14時間あけているので、朝食はボリュームたっぷりで、たんぱく質もとっています。でもその分、お昼が軽めなんです。「朝4：昼2：夜4」くらいでしょうか。

鎌田　朝しっかり食べているのは、とてもいいと思います。でもやっぱり夜が重い。荻原さんみたいな自営業の人や、リタイア後の夫婦なら、ちょっと工夫すれば「朝4：昼4：夜2」はいけると思いますよ。ぼくはね、おいしいものは夕食じゃなくてランチにするんです。ランチは安いですよ。焼き肉だって2～3割安く食べられます。

荻原　先生、お昼に焼き肉を召し上がるんですね！

鎌田　食べますよ。ステーキハウスにも行くし、イタリアンにも行く。そば屋にもよく行きますが、たんぱく質をとるために卵焼きは必ず注文しますね。

荻原　徹底していますね。では夕飯は何を？

鎌田　魚が多いかな。あとは納豆やお豆腐、サラダですね。ごはんや麺は食べません。

荻原　朝は卵2個と具だくさんみそ汁で、昼は焼き肉、夜は魚……確かに「朝4：昼4：夜2」になっていますね。お米は食べないほうがいいんでしょうか。

鎌田　ぼくはあまり食べないけれど、お米が好きな人は朝食に食べるようにして、夜は3分の1に減らすようにするなど、うまいこと調整するといいと思います。前日に食べすぎた場合には、翌朝のお米は食べないとかね。夕食を軽くする習慣がつくと、ときどき羽目をはずしても太らなくなります。

荻原　私の場合、主食は玄米なんです。

鎌田　すばらしい！　主食は真っ白ではなくて、色のついたものを選ぶといいんです。白米よりは玄米や雑穀米、麺類ならうどんよりそば、パンも全粒粉やライ麦パンです。食物繊維が豊富なので、血糖値が急に上がるのを防いでくれるんです。

荻原　血糖値が急に上がるのは、やはりよくないんですよね。

鎌田　「血糖値スパイク」っていうんですけれど、急激な血糖値の上昇は糖尿病を引き起こすだけでなく、体内の血管を傷つけ、脳梗塞や心筋梗塞を引き起こす原因になります。それだけでなく、がんや認知症のリスクも高めるんですよ。

荻原　怖いですね。野菜を先に食べる「ベジタブルファースト」は実践しています。あとは海藻や納豆など、ネバネバした食材も食べるようにしています。

鎌田　いいですね、野菜や海藻は血糖値の急上昇を抑える効果もありますから。でも、高齢者でフレイルぎみの人には「たんぱく質ファースト」をおすすめしているんです。野菜の食物繊維が、たんぱく質の吸収まで阻害することがありますから。たんぱく質が先、次が野菜、最後に糖質をちょっと。その流れがいいですね。

荻原　ちなみに、1日2食はダメなんですか？　私の場合、夕食と朝食の間を14時間あけているので、3食とろうと思うと10時間の間に3回食事しなくちゃいけなくなるんです。だからどうしても昼食が軽くなるんですけど……。

鎌田　食事の回数が少ないと、次に食べたときに「血糖値スパイク」が起こりやすくなるんです。できれば朝食と昼食の間をあけてでも、お昼はしっかり食べて、その分、夕食を減らすのがおすすめです。

荻原　わかりました。ランチ焼き肉、やってみます！

卵は栄養の優等生。毎食1個食べても大丈夫！

鎌田　たんぱく質をこまめに補給するには、卵ってすごくいい食品です。

荻原　完全食品っていわれていますよね。食物繊維とビタミンC以外のすべての栄養が入っていると聞いたことがあります。

鎌田　そのとおりです。「まるごと命」なので、卵1個の中に栄養がすべて入っている。しかも調理に時間も手間もかからないし、生でも食べられます。料理が苦手な人だって、卵料理くらいはできますよね。朝食のたんぱく質補給にはもってこいの食品なんです。ぼくは「毎食1個」をおすすめしています。

荻原　1日1個ではなくて、毎食1個なんですね。でも以前は「卵は1日1個まで」といわれていたような……。コレステロール値が高いから、食べすぎちゃいけないって。それは気にしなくていいんですか？

鎌田　それはもう過去の常識ですね。２０１５年には厚生労働省が定める「日本人の食事摂取基準」にもコレステロールの摂取制限はなくなりました。実際に、コレステロール値が高めの患者さんが卵を１日３個食べても、数値は高くならないんです。

荻原　そうなんですね。ちょっと安心しました。

鎌田　荻原さん、さっき「間食をなかなかやめられない」っておっしゃっていましたよね。ゆで卵をウーロン茶につけておいて、おやつに食べるといいですよ。

荻原　ウーロン茶に？　そんな料理があるんですか。

鎌田　ぼくも台湾に行ったときに初めて食べたんですが、老若男女を問わず、おやつがわりによく食べていました。「これはいい！」ってまねしています。作り方は簡単で、ゆで卵をむいて保存容器に入れて、そこにウーロン茶を注いで冷蔵庫で一晩寝かせるんです。見た目は「味玉」みたいですが、さっぱりしていておいしいですよ。

荻原 味つけはしないんですか？

鎌田 ぼくはしませんが、物足りなかったら、めんつゆを数滴たらすといいですね。台湾ではこれに八角を入れています。

荻原 おいしそうですね！ そうそう、私は最近知ったんですが、卵の賞味期限って「生で食べる場合」の期限なんですってね。つまり、ゆで卵など加熱して食べるなら、長期間保存したものでも大丈夫なんだそうです。あらためて、卵は優秀です！

たんぱく質豊富な高野豆腐のもうひとつの効果

鎌田 もうひとつぼくがおすすめしたいのは高野豆腐なんです。長野では

「凍り豆腐」っていわれていますが、荻原さんは召し上がりますか？

荻原　私は長野出身ですから、凍り豆腐は大好きですよ。豆腐の一種だからたんぱく質は多そうですね。

鎌田　高野豆腐は凍らせてから乾燥させているので、栄養分が凝縮されているんです。たんぱく質は、生の豆腐の7倍ともいわれています。

荻原　そんなに多いんですか！

鎌田　しかも高野豆腐には「レジスタントタンパク」が非常に多いんです。これは消化されにくいたんぱく質で、血中の悪玉コレステロールや中性脂肪を抑制してくれたり、血糖値を下げてくれたりします。腸活にも最適なんです。ほかにも抗酸化作用のあるビタミンEや、女性ホルモンのかわりをして体を守ってくれる大豆イソフラボンなどの栄養素も豊富です。ぼくは運動したあとに高野豆腐を食べるんです。

荻原　運動した直後にたんぱく質をとると、筋肉がつきやすくなるんですよね。

鎌田　そうです。とくに運動後30分以内にとると、運動で傷ついた筋肉が修復されて、筋肉が増えやすいんです。だからプロテインは運動直後にとるように推奨されています。でね、高野豆腐を運動直後にとると、どうなると思いますか？

荻原　……筋肉がつきやすくなるんですよね？

鎌田　それだけじゃないんです。信州大学の能勢博特認教授の研究によると、速歩きとゆっくり歩きを組み合わせた「インターバル速歩」をしたあとに高野豆腐を食べると、「慢性炎症」を抑える効果があるということがわかりました。

荻原　慢性炎症、ですか？

鎌田　これも「酸化」「糖化」と並ぶ老化の原因のひとつです。メタボリックシンドロームなどが原因で、体内で軽い炎症がずっと続くんです。それが生活習慣病を引き起こす原因にもなっています。長野県の名産品でもある高野豆腐が慢性炎症を防げるっていうのは、ぼくにとってもうれしい事実でした。

荻原 そういえば以前、鎌田先生は「粉末の高野豆腐を料理に使っている」っておっしゃっていましたよね。便利そうだなって思っていたので、ぜひとも使ってみます。

鎌田 「粉豆腐」っていうんですけど、ハンバーグや肉団子に練り込んだり、お好み焼きに混ぜたりしても活用できるんです。揚げ物を作るときに、小麦粉のかわりに衣にしてもおいしいんですよ。

腸と脳はつながっている。発酵食品で「腸活」を

荻原 卵の話もそうですけれど、栄養情報ってものすごく変化しますよ

ね。いまは「腸活」が大ブームで、やたら「腸内環境を改善しよう」とかいわれていますが、私たちが若い頃には腸のことなんてあまり注目されていなかったように思うんです。

鎌田 確かにそうかもしれませんね。科学が進歩して新しい研究が進むと、常識は大きく変わるんです。

荻原 最近は「腸と脳はつながっている」なんていわれていて、びっくりします。

鎌田 そうですよね(笑)。腸と脳には相関関係があり、「腸は第二の脳」とまでいわれているんです。ただ、昔から「腹をくくる」とか「腹を決める」っていう言葉があるように、何かを決断したりするときに、頭だけでなく腹も使っているということを先人たちはわかっていたんだと思いますよ。

荻原 確かにストレスを感じるとおなかを壊したり、便秘になったりっていうことがありますしね。

鎌田　そうそう。逆に腸の働きが悪くなると、不安になったり眠れなくなったりします。「幸せホルモン」といわれるセロトニンも腸でつくられます。うつっぽくなったときには、まず腸内環境を整えることが大切なんです。

荻原　最近は「腸で免疫力アップ」みたいにもいわれますよね。

鎌田　免疫の中枢は腸にあるんですよ。腸を健康な状態に保てば、がん細胞などを退治する「ナチュラルキラー細胞」の働きが活発になるともいわれています。

荻原　「腸活」はいいことばかりですね！　腸内環境を整えるって、ヨーグルトや納豆を食べればいいんですか？

鎌田　そうですね。ヨーグルトや納豆などの発酵食品には腸にいい菌が含まれているので、毎日食べて菌を腸に届けることが大切です。腸内には

100兆個ともいわれる腸内細菌がいるんですが、そのうち2割が善玉菌、1割が悪玉菌、残り7割が日和見菌《ひよりみ》といって「どっちつかず」の菌なんです。善玉菌が増えると、悪玉菌が体に悪さをするのを抑えることができるし、日和見菌を味方につけることもできる。いい菌を体内に入れていくのは、とても大切なんです。ヨーグルトや納豆のほかにも、みそ、チーズ、キムチ、ぬか漬け、ザワークラウトなど、いろんな発酵食品を食べることが大事です。

荻原　ヨーグルト1つとってみても、いろんな種類がありますよね。「この菌を食べればいい」っていうものはあるんですか？

鎌田　何かに限定せず、いろいろ食べるといいんです。オックスフォード大学の論文によると、多種多様な菌、さまざまな産地の菌をとると善玉菌が競い合って腸内環境をよくするとあります。ですから、さまざまな種類の発酵食品を食べるのはもちろん、ヨーグルトも1つのメーカーじゃなくていろんなメーカーのものを食べるといいと思いますよ。納豆も北海道とか水戸とか、いろんな産地のものを。

荻原　わかりました、そのとき安売りしているものを順番に買うようにします（笑）。

鎌田　賢いですねえ（笑）。

ネバネバ食材で腸内細菌にエサをあげる

鎌田　もうひとつのポイントは、腸内細菌のエサになる食物繊維をとることです。野菜やきのこ、海藻類ですね。とくに水溶性食物繊維が善玉菌にとっていいエサになります。

荻原　水溶性食物繊維ってどんなものに含まれるんですか？

鎌田　オートミールの原料になるオーツ麦や、もち麦などの麦に多いですね。あとは海藻やきのこです。昆布、めかぶ、なめこ……。あのとろみや粘りが水溶性食物繊維なんですね。腸内細菌にとっていいだけでなく、血糖値の上昇を抑える役割もある。水に溶ける性質があるので、みそ汁やスープにすると無駄なくとれますよ。

荻原　具だくさんの汁物は無敵ですね。

鎌田　そうなんですよ。みそ汁の中に「あれもこれも！」って入れてしまえば、いつの間にか健康になっちゃうんです。あともうひとつ、腸内細菌を元気にするのがオリゴ糖です。バナナ、玉ねぎ、ごぼう、大豆などをとると善玉菌が増えていきます。

荻原　わかりました。つまり、朝食には野菜や海藻たっぷりの具だくさんみそ汁と、生卵を入れた納豆、あとは玄米ごはんでいいってことですね。そしてデザートにバナナヨーグルトを添えましょう(笑)。

鎌田　そのとおり！　最高の朝食です。

食事は「ズボラ」でいい。続けることが大事

荻原　鎌田先生はお料理がお得意なんですよね。お料理の本を何冊も出していらっしゃるし。

鎌田　料理はしますすよ。でも全部、簡単料理です。ぼくの本のタイトルにあるように「ズボラ」「手抜き」「がんばらない」がぼくの生き方ですから（笑）。

荻原　でも本来お料理って、そんなに手をかけなくていいと思うんですよ。料理がストレスになってしまったら続きません。

鎌田　そうそう。とくに奥さんに先立たれた男性は料理が苦手な人が多いから、生活習慣病になりやすいんです。そういう人が自炊できるように、本当に簡単な料理を紹介したいって思っているんです。

荻原　大切なことですね。

鎌田　きっかけは、東日本大震災のあとに仮設住宅を訪れたときなんです。家族を亡くした一人暮らしの男性の部屋に行くと、こたつの上に食べかけのさば缶が置いてあった。これをおかずにして、冷たいままのごはんを食べているんだろうな、って寒々しい気持ちになりました。冷蔵庫を見ると、キャベツがあった。包丁はないけど、フライパンはある。そこで「これ、使っていい？」って彼に聞いて、1品作ることにしたんです。フライパンに手でちぎったキャベツをどさっと入れて、その上にさば缶を汁ごと入れてふたをして数分蒸したんです。とても簡単なんですが、さばの脂がキャベツにしみ込み、けっこううまいんです。

荻原　おいしそう。なによりあたたかいのがいいですね。

鎌田　そうなんです。彼もそれを食べてすごくホッとした顔をして、「これならぼくも作れそうです」って。

荻原　さば缶っていうのもいいですね。魚を食べたいと思っても、調理するのはちょっと面倒。缶詰をパカッと開けるだけだったら手軽ですから。

鎌田「これくらいなら自分でもできそう」って思える、超簡単で、しかも体も心も元気にしてくれる、それがいいレシピだと思うんですよ。

荻原　大賛成です！

シニア世代は「まごはやさしい」より「あさはきた にぎやかだ」を！

健康にいい食品を覚えるための合言葉として有名なのが、「まごは（わ）やさしい」です。豆（ま）、ごま（ご）、わかめなどの海藻（わ）、野菜（や）、魚（さ）、しいたけなどのきのこ類（し）、いも類（い）を食べましょう、ということで広がっています。確かにこれらは、若い世代から中年世代のメタボぎみの人にはぜひとってほしい食品です。高血圧、高血糖、コレステロールなどを抑えてくれますし、生活習慣病の予防にもなります。しかし、60代以上の人にとっては「まごはやさしい」の食事だけでは心もとないと思っています。これだけだと低栄養になってしまうおそれがあるからです。

そこでぼくはシニア世代に向けた新しい合言葉を考えました。それが「あさはきた にぎやかだ」です。

油（あ）、魚（さ）、発酵食品（は）、きのこ（き）、卵（た）、肉（に）、牛乳（ぎ）、野菜（や）、海藻（か）、大豆（だ）の10食品です。

このうちの７～８食品は１日の食事にとり入れてほしいと思います。納豆を食べれば「は」「だ」の２項目はクリアしますから、そんなに難しくはありません。とくに卵、肉、魚、大豆のたんぱく質は、どれかを毎食入れたいものです。

あ → 油《あぶら》

良質な油を積極的にとりましょう

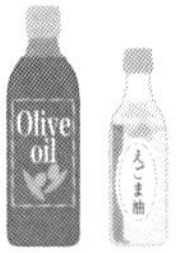

「油はとらないほうがいい」というのは古い常識。「体にいい油」は積極的にとりたいものです。調理用には酸化しにくいオリーブオイルや白ごま油を、生で料理にかける場合は、えごま油やアマニ油がおすすめです。えごま油などに含まれるオメガ3脂肪酸は、体内でＥＰＡやＤＨＡに変わり、脳の神経細胞の働きを高めてくれるのです。酸化しやすいので加熱せず、早めに食べきりましょう。

さ → 魚《さかな》

生魚にこだわらず缶詰や干物でもＯＫ

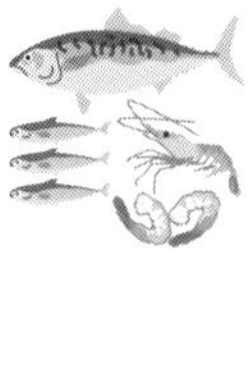

魚には血管を若々しく保つ良質の脂が含まれています。とくに青魚に含まれるＥＰＡやＤＨＡという脂肪酸は、血液をサラサラにし、アルツハイマー型認知症と関係する酸化ストレスや炎症を減らす効果もあるとされています。一方で鮭やえび、イクラなどの赤い魚類は抗酸化力が高いアスタキサンチンの宝庫。缶詰や干物、冷凍食品、コンビニ総菜などを活用して魚を毎日食べたいものです。

は ↓ 発酵食品《はっこうしょくひん》

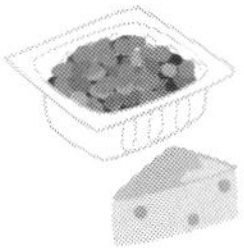

腸内にさまざまな善玉菌を「貯菌」！

貯金と同じくらい、腸の「貯菌」は重要です。腸内に善玉菌を送り込んで、腸内環境をいい状態にキープしましょう。善玉菌は納豆、みそ、ヨーグルト、甘酒、チーズ、ぬか漬け、キムチなどさまざまな発酵食品に含まれています。腸内の善玉菌の種類が多いほど、競い合って腸が活性化します。同じ納豆でも、産地やメーカーが違うと菌の種類も違うので、あれこれ試してみましょう。

き ↓ きのこ

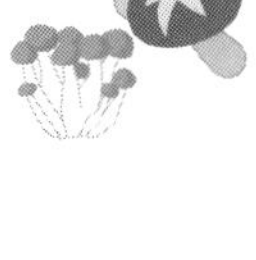

善玉菌のエサになって「菌利」アップ！

きのこは菌類ですから、腸内の善玉菌を増やす効果があるうえに、食物繊維が豊富で腸内細菌の良質なエサにもなり、腸内でのダブル効果が期待できるということです。しかも水溶性食物繊維のβ-グルカンは免疫力を高めてくれますし、骨粗しょう症予防になるビタミンDも豊富。天日干しにするとさらにビタミンDが増えるので、安いときにまとめ買いして食べる前に干すといいでしょう。

た
↓
卵《たまご》

1日3個食べたい栄養の完全食品

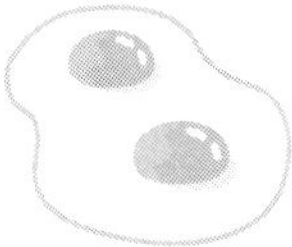

Mサイズの卵1個には、たんぱく質が約6グラム含まれています。必須アミノ酸を基準より多く含む、理想的なたんぱく源です。卵黄に含まれるコリンは、吸収されると脳内で神経伝達物質の材料になるので、記憶力の低下などを防ぐ効果もあります。ぼくは朝食のオムレツや目玉焼きで2個、おやつにゆで卵を1個、合計3個は食べています。いつもよりプラス1個食べる工夫をしましょう。

に
↓
肉《にく》

若いとき以上にもりもり食べよう

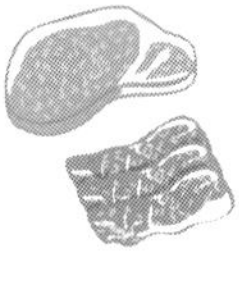

年齢が上がると筋肉がつきにくくなるので、若いとき以上にたんぱく質が必要です。脂質が少なめの肉でも、たんぱく質は重量の2割程度しかありませんので、できるだけ毎日とりたいもの。おすすめは、安くてたんぱく質豊富な鶏むね肉と、疲労回復効果のあるビタミンB_1が多い豚肉です。また、レバーには鉄や亜鉛が多く含まれているので、貧血予防や老化防止が期待できます。

ぎ→牛乳《ぎゅうにゅう》

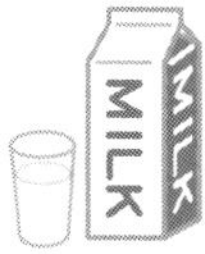

朝の牛乳で「朝たん」を、夜の牛乳で睡眠を

牛乳カップ1杯には乳たんぱく質が6・8グラム含まれ、食事だけではとりきれないたんぱく質を補ってくれます。ビタミンやミネラルも豊富。牛乳に含まれるカルシウムは、小魚や野菜より吸収率が高いのです。牛乳を朝食時にとると、食後の血糖値が上がりにくくなるという研究もありますし、寝る1時間前にホットミルクを飲むと、睡眠ホルモンのメラトニンを引き出してくれます。

や→野菜《やさい》

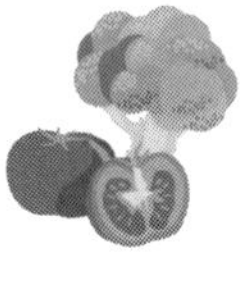

1日350グラムとるのが理想的です

老化を防ぎたいなら、野菜がもつ抗酸化力は強い味方です。旬の野菜はとくに栄養価が高く、価格も安いのでおすすめ。なかでも抗酸化力が高いのは、ブロッコリーとトマトなどの緑黄色野菜です。また、オクラやモロヘイヤといったネバネバ野菜は腸内環境を改善する役割も。野菜は種類を問わず1日350グラムは食べたいものです。1食につき、生で両手いっぱいにのる程度が目安。

か ↓ 海藻《かいそう》

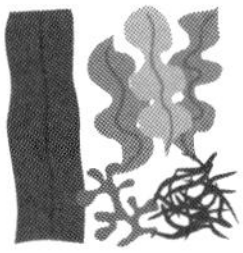

乾物を常備しておいておかずにちょい足し

海藻はカルシウムが多く、食物繊維もたっぷり。海藻特有のぬめり部分には、抗がん作用が期待されるフコダインや、コレステロールを減らすアルギン酸カリウムも豊富。血液サラサラ効果も高く、整腸作用もあります。海藻類は乾物を常備しておいて、おかずにちょい足ししましょう。みそ汁やスープにカットわかめ、納豆にめかぶ、煮物に昆布やひじきなどをプラスすると栄養効果アップ！

だ ↓ 大豆《だいず》

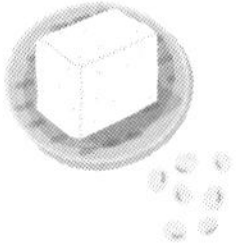

納豆、豆腐、豆乳などを冷蔵庫に常備

「畑の肉」といわれるほどたんぱく質が豊富な大豆。大豆に含まれるレシチンは、体内で脳の神経伝達物質のアセチルコリンになるので、認知症の予防効果が期待されています。ほかにも血液をサラサラにするサポニン、骨粗しょう症を防ぐイソフラボン、腸内の善玉菌を増やすオリゴ糖など体にいい成分が詰まっています。納豆や豆腐、豆乳、蒸し大豆などを買いおきし、毎食とりたいものです。

PART 3

介護にかかるお金を考える

「健康寿命を延ばしたい」…健康寿命って？

荻原　いまの日本では、平均寿命と健康寿命の差が問題になっていますよね。女性の場合、平均寿命は87歳なのに対して、健康寿命は75歳だそうです（２０１９年度）。あくまで平均なんだと思いますが、70歳になると「あと5年？」ってちょっと気になるんです。要介護にならないために70代をどう過ごせばいいんでしょうか。

鎌田　健康寿命を延ばすことは、ものすごく大事なことなんだけど……荻原さんは「健康寿命」ってどういうことか、ご存じですか？

荻原　よくいわれているのは「日常生活に制限がない」という状態ですよね。

鎌田　そうです。じゃあ「制限」って何だろう、ということなんです。

荻原　あっ、確かに。あきらかに病気だったり、要介護だったりするわけじゃないし。

鎌田　健康寿命の算定方式は何種類かあるんですが、現在多く使われているのは厚生労働省の「国民生活基礎調査」のデータを使った算定方式です。使われている項目は2種類あって、1つ目は「あなたは現在、健康上の問題で日常生活に何か影響がありますか」なんですね。それに対し「ない」と答えると「健康」、「ある」と答えると「不健康」となります。2つ目は「あなたの現在の健康状態はいかがですか」という質問です。それに対する回答が「よい」「まあよい」「ふつう」までが「健康」、「あまりよくない」「よくない」が「不健康」となる。1つ目の質問を主に、2つ目の質問を従として算定したものが、いわゆる「健康寿命」になるんです。

荻原　つまり、健康かどうかは自己申告ってことですか？

鎌田　そういうこと。だから、たとえ要介護1であっても「日常生活にとくに支障がない」「自分は健康だ」って思っていれば「健康」と判断されるし、その逆もあります。「健康寿命」っていうとあたかも要介護になる年齢のように思いますが、実はそうではないんです。

荻原　私もそうですけど、年齢が上がると「脚が痛い」「腰が痛い」とかあるじゃないですか。私も数年前はそんな状態でした。「不健康」という状態には、そんな人も含まれているということなんですね。

鎌田　その可能性もありますよね。だから、「75歳を過ぎたら健康じゃなくなるのかな」と心配しすぎる必要はありません。ぼくはね、要介護1になったとしても、自分で自分のことができれば「健康」だと思うんです。日帰り温泉に行けるとか、歌舞伎を見に行けるとか、自分が食べたいものを自分で作れるとか、そういうことができれば「自分は健康」と思っていい。脂質異常症だって、高血圧だって、コントロールできていれば「不健康」ではないんです。

荻原　なんだかちょっと安心しました。人によって健康のバロメーターは違うと考えればいいんですね。

老後のお金は2千万円もいりません

荻原　ところで、老後に不安を抱える人が多いのは、いわゆる「老後に2千万円不足する問題」があったせいなのかな、と思います。

鎌田　ああ、「2千万円問題」ね（笑）。そんなにたくさんのお金が必要じゃない人だって、世の中にはいっぱいいると思うんだけど。

荻原　そもそも「2千万円不足する」っていうのは、2017年の家計調査をもとに、金融審議会の市場ワーキング・グループが行った試算がもとになっているんです。65歳以上で夫婦のみ・無職の世帯の平均支出は26万3718円なのに対し、年金などの収入が20万9198円。計算上では1カ月あたり5万4520円不足する。このままあと30年生きれば2千万円不足する、という計算なんです。

鎌田　ずいぶん乱暴な話だよね。人それぞれ収入も出費も違うのに。

荻原　そうなんですよ！　事実、そのあとコロナ禍になって家庭の支出が減ると、計算上の老後資金はプラスに転じたんです。この計算には何の信《しん》憑《ぴょう》性もないっていうことは、もう多くの人が気づいていると思いますけれど。

鎌田　それでもやっぱり不安になるから、みんなお金を貯める。でも、不安だから、貯めたお金は使わないんだよね。

荻原　おっしゃるとおりです。日本人って、亡くなる直前が一番のお金持ちなんです。

鎌田　荻原さんは、老後資金はいくらあればいいと考えているの？

荻原　正直、そんなに多くはいらないと思っていますよ。サラリーマンとして働いてきた人であれば、一般的に夫婦で1カ月約22万円の年金をもらうことができます。子どもが独立し、家のローンを払い終わっている場合、この金額の範囲で暮らせている人がかなり多いようです。しかも最近は65歳で完全にリタイアする人は減っているんです。２０２２年の厚生労働省の調査によれば、65～69歳の男性の61％、70～74歳なら42％が働いているんですよ。定期的な収入があるので、貯蓄をくずさずに生活できる人はかなり多いと思いますよ。

鎌田　それはそうだよね。だとすれば2千万円はいらないね。

荻原　私もそう思います。

平均の介護期間は5年1カ月、月々の費用は8万円

荻原　ただ、やっぱりみんなが気になるのは介護と医療にかかるお金なん

です。私たちは何歳まで生きるかわからないし、今後どんな病気になるのか、どれくらいの介護期間になるのかもわからない。毎日の生活は年金の範囲で暮らせても、医療や介護にかかるお金は貯金をとりくずして使うことになるから、「できるだけお金を貯めておかなくちゃ！」って思う人が多いんです。

鎌田　実際に介護にかかるお金って、人それぞれ全然違うからね。

荻原　生命保険文化センターがとった2021年のアンケートを見てみると、月々にかかる介護費用の平均額は8・3万円になります。ただ、これも在宅介護か施設介護かで全然違うんです。在宅介護だと4・8万円、施設介護だと12・2万円。平均すると8・3万円ということです。

鎌田　施設介護は食費や住居費もかかるから金額は上がるけれど、その分、在宅介護にかかる生活費がいらないからね。

荻原　そうですね。でも、あくまで平均で月々の費用を8・3万円と考えてみましょう。さらに介護期間の平均は5年1カ月です。この期間、毎月8・3万円かかると考えると、1人にかかる介護費用は約500万円という計算になるんです。

鎌田　あくまで平均ということでも、目安にはなりますね。

荻原　2人なら1千万円。それくらいの預貯金があれば、要介護になっても大丈夫だと思いますよ。もし施設などに入ることでもっとかかるなら、家を売って介護費用にあてることもできますよね。「病気になったらどうしよう」と心配している人もいますが、日本は国民皆保険の国ですから、保険の範囲内の治療を受けているかぎりそんなにはかかりません。2人で200万円あれば十分。介護にかかる費用と合わせて夫婦で1200万円、1人なら600万円くらいの預貯金があれば十分安心できると思います。

民間の介護保険や認知症保険なんて、いらない

鎌田　最近は「認知症保険」や民間の「介護保険」があるみたいだけど、荻原さんはどう思っている?

荻原　正直に言えば、まったく不要だと思っています。認知症保険は「認知症」と診断されると受け取れる保険なのですが、掛け金が高いうえに、診断の基準はとても厳しい場合が多いんです。しかも基準を満たすような状態になってしまうと、自分が認知症保険に加入していたこともすっかり忘れてしまって、請求できない人も多いそうです。口座からずっと保険料だけ引き落とされていて、本人が亡くなってから子どもたちが気づいて「もったいなかった」と思うケースもあるそうです。

鎌田　それはありそうな話だね。

荻原　民間の介護保険だって、要介護になったから必ず給付が受けられるわけではありません。90歳までピンピン元気に生きていたら、生活資金をただ減らしているようなものですよ。私はずっと「60歳以上は保険に入らなくていい」って言っているんです。医療保険も終身保険もがん保険もいらない。さきほど言った1人600万円で十分まかなえると思います。保険って預貯金が少ない若い人には必要かもしれませんが、ある程度の年齢になったら、もういらない。国民健康保険と介護保険で十分です。

「認知症になったらどうしよう」っていう不安はいろんな人から聞くんですけれど、その不安につけ込むような勧誘がありますよね。でも、不安っていうのは気のもちようで、「なったら、なったとき。仕方がない」と思えば不安になりません。

鎌田　そうそう。野菜食べて、運動して筋肉をつけて、それくらいの努力はするけれど、それでも要介護や認知症になるときはなる。それはもう仕方がない。

荻原　「家族に迷惑をかけたくない」って言う人が多いんですけれど、私はね、多少の迷惑はかけてもいいと思うんです。だって家族だから。これまでだって、お互いに迷惑をかけ合ってきたわけで、この先もきっとかけると思う。でもお互いさま。どっちが先に要介護になるかはわからないけれど、そうなったらごめんね、って(笑)。

鎌田　ぼくは女房には迷惑かけっぱなしだからね。これ以上迷惑かけないように、少しでも長く元気でいるために食事や運動をがんばっているの。

荻原　そう思える鎌田先生も素敵です。

「認知症は、不便だけれど不幸ではないんです」

鎌田　よく「認知症の早期発見は、早期絶望」っていわれますよね。でも、認知症と診断されたからといって、すぐにダメになるわけじゃないんです。ぼくの友人に、45歳で若年性アルツハイマー型認知症を発症した70代の男性がいます。彼はケア付き住宅で暮らしていますが、いまも頻繁に外出していますよ。

荻原　若年性アルツハイマーって進行が早いといわれますけど……。

鎌田　でも彼は認知症になってからもダンスをしたり、絵を描いたり、やりたいことをやれている。だから彼は「認知症は不便だけれど、不幸じゃない」ってよく言うんです。電車に乗って、お気に入りのカフェにモーニングを食べに行ったりしています。でもときどき乗り過ごすから、駅に着く1分前に携帯のアラームをセットしておくんだって。一人ランチにも1カ月に1回は行っていますね。「先生、あの店の焼き肉ランチはお得ですよ。夜だと1人前の値段なのに、昼ならダブルカルビで2人前が食べられる」って。そんなことまでちゃんと計算できるんだ！ってびっくりします。

荻原　認知症になっても人生を楽しんでいるんですね。カッコいい。

鎌田　でしょう？　しかも彼は人の手を借りるのが上手なの。美術館に行きたいときに、SNSのグループで「○月○日に○○美術館に行きたいんですけれど、いっしょに行きませんか？」って募集するんです。そのグループには30人くらい誘えそうな人が集まっているんだけど、彼の素敵なところは「いっしょに行ってくれませんか？」ってお願いするんじゃなくて、「いっしょに行こう」っていうお誘いなんです。美術館もランチも、全部割り勘。「人に迷惑をかけたくない」じゃなくて、「ちょうどいい迷惑をかける」って難しいんだけど、できないわけじゃない。彼を見ているとそれを実感します。

荻原　ちょうどいい迷惑！　いい言葉ですね。そのかたの認知症は進行していないんですか？

鎌田　いや、やっぱり多少は進んでいるみたいです。「不安だ」って電話がかかってくることがありますよ。でも、ぼくが忙しいってわかっているから、3分くらいで切ってくれる。この前は「だから認知症はダメなんだ」って落ち込んでいたんです。彼が住んでいるケア付き住宅はまかない付きなんだけど、食事のときに「梅干しが食べたいな」って思うんだって。それで梅干しを買ったんだけど、食堂に持っていくのをいつも忘れちゃう。でね、その日はようやく梅干しを持って食堂に行けたんだって。そしたらさ、食べるのを忘れちゃったんだって(笑)。ぼくさ、もう電話で大笑いしちゃった。

荻原　ええ〜、それはお気の毒です(笑)。

鎌田　でも彼は、梅干しを買いに行けるし、食堂に持っていこうっていう意識もあるし、食べるのを忘れて悔しい気持ちもある。それはそれでいいんじゃないの?って。

荻原　本当ですね。それは確かに不便だけれど不幸ではないと思います。

認知症でも笑っていられる人生がいい

荻原　私の母は98歳なので、物忘れが「まだら」にあるんです。これ以上進んでほしくないので、毎日、母にテレビ電話をして少しおしゃべりするようにしているんですけれど、ときどき「どちらさまですか?」って言うの(笑)。「娘の博子ですよ～」って言うと、「ああ、博子ちゃんね」って。いまはまだ、なんとか思い出してくれています。

鎌田　毎日電話しているの、すごいね。

荻原　母は幸せそうに笑っているので、認知症の暗いイメージはないんですよ。私もそういう老人になりたいなあって思っているんです。

鎌田　荻原さんならなれますよ。もし認知症になっても、テレビカメラを向けられたらきっと、キリリとした顔で経済の話をしちゃうと思う。

荻原　本当ですか？　なんだかうれしいです。

鎌田　それでね、ご主人が家でテレビ見ながら「大丈夫かな、大丈夫かな」ってハラハラしているの、きっと（笑）。

荻原　ああ、それはありそう（笑）。

鎌田　だから、あまり心配しても意味がないと思うんですよ。考え方をどこかで変えたほうがいい。認知症になって100％幸せでいられるってことはないけれど、100％不幸ってわけでもない。病気になったら不幸で、ならなかったら幸せかというと、そんなこともない。○か×かではなくて、無数の△があって、できるだけ○に近い△にしていくのがいいんじゃないかな。

荻原　それは大賛成です。認知症でも幸せそうに笑っていたいです。

認知症にならないためにできること

荻原　とは言いましても、やはり認知症にならないですむのであれば、なりたくはないです。何をすればいいんでしょうか？

鎌田　ぼくが提案していることは、大きく分けると4つあります。

荻原　4つ！　それくらいなら覚えやすそう。

鎌田　1つ目は運動をすること。運動が認知症の予防に効果的だというデータは、世界中のさまざまな研究で証明されています。なかでもウォーキングのような有酸素運動とスクワットなどの筋肉トレーニングの組み合わせは、認知機能の向上に効果があるといわれています。具体的にどんな運動がいいかはパート4でお話ししますね。

荻原　運動ですね、わかりました。

鎌田　２つ目は、老化を引き起こす原因となる「酸化」「糖化」「慢性炎症」を防ぐことが大切です。パート２でもお話ししましたが、その予防に効果的なのは野菜をしっかり食べること、炭水化物や甘いものをとりすぎないこと、内臓脂肪などがつきすぎないように運動することなどです。

荻原　３つ目は何ですか？

鎌田　「貯筋」です。

萩原　貯筋？　貯金じゃなくて、貯筋なんですか？（笑）

鎌田　認知症をはじめ、要介護にならないためには、お金より筋肉をためるほうがはるかに効果的です。認知症保険よりも絶対にいいですよ（笑）。転倒したりして動けなくなると認知症になりやすいですし、筋肉を鍛えたり動かしたりすることでマイオカイン（⇒P１１９参照）というホルモンが分泌されるんです。これは血圧や血糖値を下げてくれるホルモンで、認知症を防ぐ効果もあるといわれているんです。

荻原　いいことづくめですね！

鎌田　4つ目は「アパシー」に注意。無気力、無関心、無感動が見られたら要注意です。社会の動きや世界がどうなるかに関心がなくなるのはとても怖いことです。たとえばこの本を読んで自分の健康やお金の問題に関心をもつことは、認知症の予防につながっています。テレビドラマを見ていて悲しい場面になったとき、夫や妻が悲しい場面なのにニヤニヤしていたら危ないと思ったほうがいいでしょう。ただ、昭和世代の男は「涙を見せたくない」と思っている人もいます。目尻に涙をためているようであれば、奥さんは「これなら大丈夫」と思っていいでしょう。

荻原　私の場合、アパシーは大丈夫そう。ドラマを見てよく泣きますよ（笑）。お酒をやめる気力も体重を減らす気力も、ここ数年もち続けていますから。

鎌田　それはよかった（笑）。タバコとアルコールは、少ないほど認知症のリスクも下がるとされているんです。やめたのは大正解。でもね、「がんばらない」のも大事なので、お酒をやめることでストレスがどんどんたまっていくなら、少しくらいは飲んでいいんです。ただ、ベロベロに酔っぱらって「認知症になったらどうしよう」ってクヨクヨしている人には、バカヤローって言いたいですね(笑)。飲むなら笑え！

荻原　本当です。おいしいものを食べて、おいしいお酒をちょっと飲んで、笑っているのが一番ですね。

鎌田　ぼくらは認知症を予防するために生きているわけではないので、そこに力を入れすぎる必要はありません。「認知症の予防になるならお酒を少し減らそうか」「みそ汁に野菜を足そうか」と考える、そんな気力こそが大切なんです。

介護にかかるお金について教えてください！

Q 「介護保険」ってそもそも何ですか？

A 40歳以上が加入し「要介護認定」を受けて利用します

介護保険は2000年に始まった制度で、自治体が主体となって運営されています。40歳以上になると保険料の負担が義務づけられ、65歳までは健康保険や国民健康保険に上乗せされ、65歳以上は年金から天引きされます。

介護保険を利用するには、市区町村に申請し、要介護認定を受ける必要があります。申請書を提出すると「主治医意見書」や「認定調査（本人への聞き取り）」を参考に、専門家が審査・認定します。介護認定が下りると、左ページのように要支援1～要介護5の7段階に区分されます。その区分によってさまざまな介護サービスを受けられるのです。「限度額までのお金をもらえるのでは？」と勘違いする人もいますが、介護保険は現物支給。「支給限度額」までのサービスを、自己負担1割（所得によって2割、3割負担も）で受けることができます。月20万円分の介護サービスを利用しても自己負担は2万円です。

Q 在宅介護なら介護費用は安くなる？

A 自己負担は月3万〜5万円程度の人が多いようです

要介護になっても家で過ごしたい人は多いはず。介護保険を利用すれば、ヘルパーさんに自宅に来てもらったり、半日程度を施設で過ごすデイサービスを利用したりできます。利用できるサービスの限度額が決まっていますので、その範囲でケアマネジャーと相談して選びます。限度額を超えた分や、おむつ代や施設での食事代は全額自費です。すべて合わせて、在宅介護の場合の自己負担額は月3万〜5万円程度の人が多いようです。

在宅介護の1カ月の給付限度額（1割負担の場合）

要介護度	状態の目安	支給限度額	全額使った場合の自己負担額
要支援1	基本的な生活は送れるが、一部に介助が必要。	50,320円	5,032円
要支援2	要介護1相当だが、生活機能の改善が見込まれる。	105,310円	10,531円
要介護1	歩行や立ち上がりなど、生活の一部に介助が必要。	167,650円	16,765円
要介護2	移動や排泄、食事などに介助が必要。	197,050円	19,705円
要介護3	生活全般に介助が必要。認知機能が低下。	270,480円	27,048円
要介護4	介助なしの生活が困難。認知機能がさらに低下。	309,380円	30,938円
要介護5	意思疎通ができにくい。寝たきりなど全面的な介助が必要。	362,170円	36,217円

※金額は2025年1月現在

Q 施設に入ると、とてもお金がかかると聞きました

A 施設の種類によって金額は全然違います

施設介護にかかる金額はピンからキリまでさまざまです。民間の有料老人ホームの中には「入居一時金1億円＋月々50万円」などという施設もありますが、「入居一時金数十万～数百万円＋月々10万～30万円」というところが一般的でしょう。それでも負担は大きく感じますが、これは家賃も食費も含まれた金額です。月々20万円でも、年金で15万円もらっていれば貯蓄のとりくずしは5万円程度。特別養護老人ホームなど、介護保険が利用できる施設なら、もう少し安く入居できます。1割負担の場合、利用料は月2万～3万円。別途、居住費や食費がかかりますが民間に比べたら低価格。ただし入居条件は要介護3以上で希望者も多数です。

特別養護老人ホーム1カ月の費用の目安
（要介護5の人がユニット型個室を利用した場合）

施設サービス費の1割	28,650円
居住費	61,980円（2,066円/日）
食費	43,350円（1,445円/日）
日常生活費	約10,000円（施設で異なる）
合計	**約143,980円**

※所得や資産が一定以下の場合、居住費と食費には負担限度額があり、超えた分は支給される。
※厚生労働省「介護事業所・生活関連、情報検索」を参考に編集部で作成

Q 介護保険のサービスだけで高額になったら?

A 「高額介護サービス費負担限度額」を超えた分は戻ります

介護サービスを利用すると、利用料の1割を負担します(所得によって2割、3割負担も)が、1カ月に支払った合計額が一定額を超えると「高額介護サービス費」として払い戻される制度があるのです(下の表参照)。たとえば収入80万円以下の一人暮らしの高齢者が月25万円分のサービスを受けたとすると自己負担は2万5千円ですが、この人の上限額が1万5千円なので1万円が返金される計算です。

また、医療費と介護保険サービス利用料の自己負担額を合算して「高額介護合算療養費制度」を使うこともできます。70歳以上で住民税非課税世帯であれば限度額は合計31万円。夫婦合わせて1年間に60万円支払った場合、29万円が戻ってきます。

高額介護サービス費負担限度額
(月額)

区分	負担の限度額
生活保護受給世帯など	15,000円(世帯)
世帯全員が住民税非課税+所得合計80万円以下	15,000円(個人) 24,600円(世帯)
世帯全員は住民税非課税	24,600円(世帯)
年収約770万円未満	44,400円(世帯)
年収約770万~約1,160万円	93,000円(世帯)
年収約1,160万円以上	140,100円(世帯)

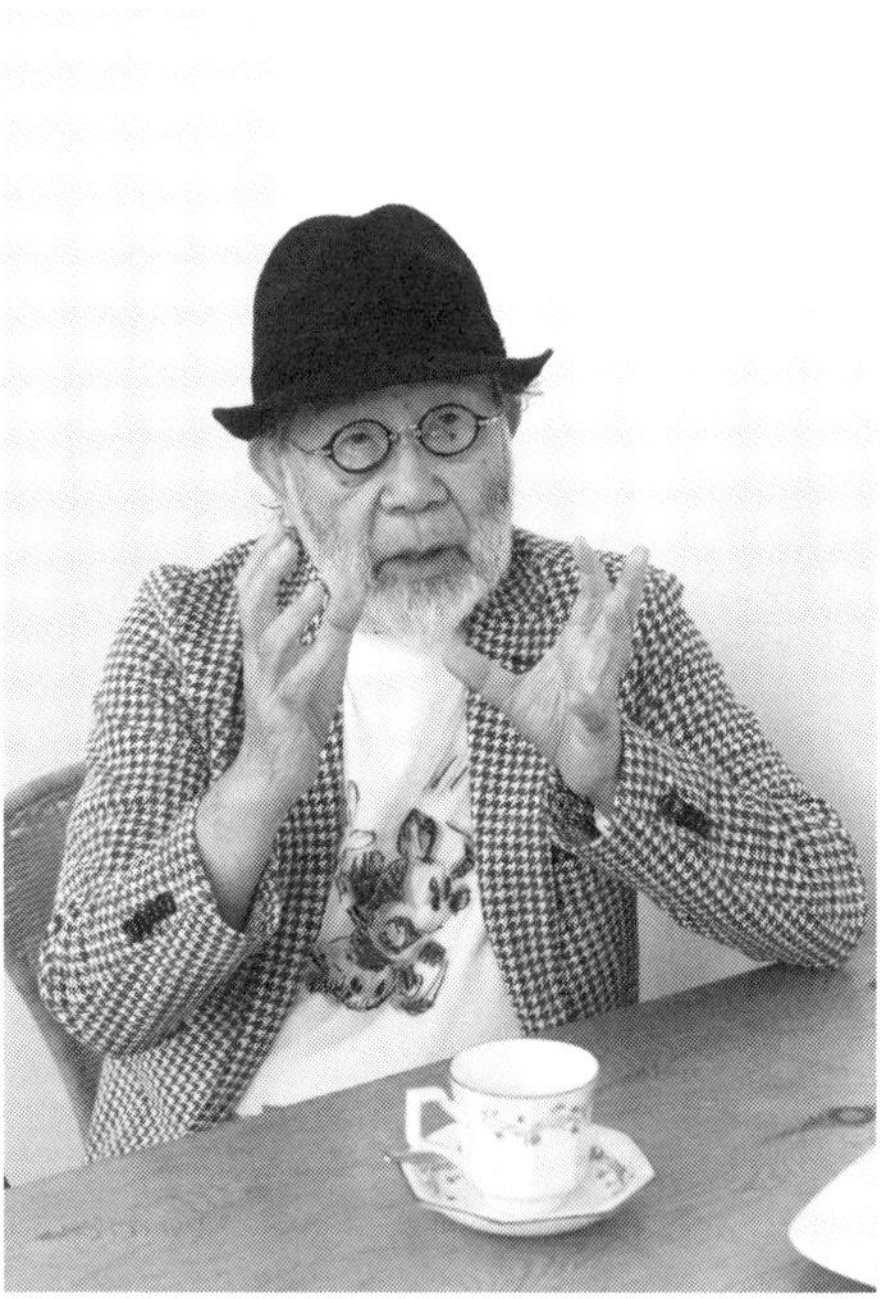

PART 4

貯金より「貯筋」しよう

歩幅を広く！「歩き方革命」から始めよう

荻原　ここからは先生に「貯筋」の方法をしっかり伺いたいです。私、運動らしい運動を全然していなくて……。しいて言えば、朝と夕方の犬の散歩くらい。

鎌田　犬の散歩、いいじゃないですか。時間はどれくらい？

荻原　朝は1時間くらい、夕方は30分くらい。

鎌田　毎朝歩く習慣があるっていうのは素晴らしいと思いますよ。

荻原　でも私の場合、歩数計も使っていないし、単なるお散歩なんです。毎朝犬といっしょに歩いたり、立ち止まって花を見たりしているだけ。歩数をはかると、まじめに歩かなくちゃいけない気持ちになるから嫌なんですよ。「あと1000歩は歩かなくちゃ」って思うのはストレスになりそうです。

鎌田　その考え、すごくいいと思いますよ。朝に太陽の光を浴びながら幸せな気分で1日を始めるって、最高じゃないですか。「幸せホルモン」のセロトニン（⇓P177参照）もたっぷり分泌されていますよ。ただ、せっかく外に出て歩いているんだから、3分だけでもいいから「鎌田式インターバル速歩」（⇓P137参照）をやってみてください。

荻原　鎌田式？　どんな歩き方なんですか？

鎌田　1つ目のポイントは、歩幅を広くとることです。自分の「いつもの1歩」を、意識してあと10センチ広げて歩くんです。

荻原　歩幅を広くして歩くと、何かいいことがあるんですか？

鎌田　下半身が鍛えられるのはもちろんですが、認知症予防にも効果がありますよ。国立環境研究所の研究では、歩幅の広い人と狭い人で比較すると、狭い人のほうが認知機能低下のリスクが3倍以上になるんです。女性はとくに、70代以降は歩幅が狭くなりがちなので、意識して広げてみてください。

荻原　歩幅なんてあまり意識していませんでしたから、やってみます。

鎌田　2つ目は、歩く速度を上げることです。アメリカのオレゴン健康科学大学の研究グループによると、MCI（軽度認知障害）と診断された人は、健康な人に比べて歩行速度が毎年1秒あたり0・01秒遅くなっているのだそうです。歩行速度の低下は、MCIと診断される12年前から起きているそうですよ。

萩原　のんびり歩いている場合じゃないですね！　犬に速歩きさせなくちゃ（笑）。

鎌田　犬が嫌がるから、散歩が終わったあとに荻原さんが3分間だけ速歩きすればいいんですよ（笑）。あとは買い物などで外出するときに、速歩きとゆっくり歩きを交互に繰り返して歩くといいですね。3分速歩き、3分ゆっくり、これを繰り返して15分歩く「インターバル速歩」をぜひやってみてください。

1日1万歩なんて歩かなくても大丈夫

荻原　ところで、1日1万歩くらいは歩いたほうがいいんですか？

鎌田　毎日そんなに歩ける人は、よほど根性がある人ですよ（笑）。60歳以上なら6000〜8000歩、70歳以上なら4000〜6000歩、75歳を過ぎたら3000歩くらい歩けばいいでしょうと患者さんには伝えています。でも、ウォーキングをすると快感ホルモンが分泌されるので、気持ちよくなってくるんです。「もっと歩きたい」と思ったら、たくさん歩いても問題ありません。

荻原　3000歩でもいいと聞いて、ちょっと安心しました。

鎌田　日本ウオーキング協会によると、1日1万歩歩けば医療費の抑制効果が高まって、1週間で98円分の経済効果があるそうです。ウォーキングは有酸素運動ですから、心肺機能も強化されて筋肉も鍛えられるし、いいことがいっぱいです。でも1万歩を毎日歩いても、無理をしてひざ痛や腰痛が起きてしまったら、治療費がかかっちゃいますよね。だから絶対に無理はしないこと。歩数をかせぐことよりも、「歩幅を広く」「速歩きとゆっくり歩きを組み合わせる」ほうが大事だとぼくは思っています。そうそう、インターバル速歩をするときに、ゆっくり歩くでしょ？　そこで10歩くらいスキップを入れるのもおすすめ。筋肉に負荷がかかるので、筋肉量も増えますし、気分も若返りますよ。

荻原　スキップ！　もう何十年もやっていませんが、挑戦してみますね。

鎌田　それから、ウォーキングというと「まとめてしっかり歩かなくちゃ」と思いがちなんですが、そんなこともないんです。ぼくの場合、家で一日じゅう原稿書きをしている日は、1時間に1回、3分くらい家の前の道路を行ったり来たりします。それを1日5回やると、室内での移動も含めて4000歩は難なく歩けてしまうんです。

荻原　そうか、こま切れでもいいんですね。それはいいことを聞きました。

筋肉をつけると「無形浮遊資産・マイオカイン」が増える

鎌田　ただし、ウォーキングだけで「貯筋」はできません。筋肉を増やすための運動はぜひともやってほしいですね。筋肉って年齢とともに減ってくるんです。一般的に筋肉量のピークは20代で、30代になると1年に1％ずつ減っていきます。50代以降は年に2％減り、70歳を過ぎればピーク時の半分近くまで筋肉が減っちゃうんです。荻原さんは「サルコペニア」って聞いたことはありますか？

荻原　高齢になって筋肉が減ってしまうこと……でしたっけ？

鎌田　そうです。「サルコ」は筋肉、「ペニア」は減少するっていう意味です。サルコペニアになると歩いたり立ったりっていう日常の基本動作ができにくくなります。現在、高齢者の15％程度がサルコペニアに該当するといわれていて、80代だと約60％に上るそうです。

荻原　筋肉が減ると歩くのもおっくうになりそうですし、転びやすくもなりますよね。若いうちから筋肉を減らさないことが大切なんですね。

鎌田　そうなんです。しかも、筋肉が減ると代謝が落ちてしまい、太りやすくなります。メタボ対策にも筋肉は必須です。でもそれだけじゃありません。最近、ぼくが思っている筋肉を鍛える最大のメリットがあるんです。

荻原　それは何ですか？

鎌田　荻原さんは経済の専門家ですから、「固定資産」や「流動資産」についてはお詳しいですよね。

荻原　……そうですね。固定資産は土地や建物などの財産で、流動資産は現金や預貯金などの財産をさします。でもそれって、筋肉と関係ありますか？

鎌田　そこからヒントを得て、ぼくは「無形浮遊資産」という言葉を勝手につくったんですよ（笑）。形はないし、目にも見えないんだけど、たくさんもっていれば幸せになれる「資産」っていろいろあると思うんです。知識とか、人脈とか、自己決定力とか。そのひとつが、筋肉が生み出すホルモンだと思うんですよ。

荻原　筋肉が生み出すホルモンが……資産？

鎌田　その代表的なものが「マイオカイン」というホルモンです。これは筋肉を鍛えたり動かしたりすると分泌されるホルモンで、全部で６００種類以上あって、筋肉だけではなく全身のさまざまな臓器に影響を与えるホルモンなんです。脂肪を燃焼させたり、血圧や血糖値を下げたりする効果もあります。

荻原　知り合いが「毎日運動するようになったら血圧が下がった」って言っていました。それもマイオカインのおかげだったんですね。

鎌田　マイオカインの効果が最も知られているのは、大腸がんの予防です。マイオカインが大腸がんになりかけている細胞（前がん細胞）に働きかけることで、大腸がんを抑制するということもわかってきました。脳細胞に働きかけるマイオカインもあって、ＢＤＮＦという脳由来神経栄養因子が認知症のリスクを低下させる効果がありそうです。

荻原　マイオカインって、すごいパワーがあるんですね。普通預金にお金を貯めても利子はほとんどつかないけれど、筋肉を体にためれば、マイオカインがどんどん分泌される。これは確かに「資産」ですね！

トイレ・スクワットで「ついで」の筋トレを

荻原　筋トレの重要性はよ～くわかりました。でも鎌田先生、私、本当に筋トレは苦手でして……ジムも全然続かないんです。

鎌田　ジムに行かなくても、トイレに行けばできますよ（笑）。

荻原　トイレって、あのトイレですか？

鎌田　そうそう、そのトイレ（笑）。トイレに入って便座に腰を下ろすでしょう？　そのとき8秒かけてゆっくりしゃがみ込むんです。そのまま2秒で立ち上がって、もう一度8秒かけて座る。これをトイレに行くたびに毎回やるんです（トイレ・スクワット⇒P138参照）。

荻原　トイレ・スクワット（笑）。これだったら続けられそうです。ちなみに、トイレで用を足したあとでもいいですか？　そのほうが落ち着いてできそうなので。

鎌田　もちろん大丈夫です（笑）。日本人は1日平均6〜8回トイレに行くので、そのたびにこれをやっていれば、下半身はかなり鍛えられます。

荻原　最近は少ないですが、和式トイレなら？

鎌田　洋式トイレ以上に深くしゃがみ込まなくてはいけないので上級者向きです。手すりなどにつかまってやらないと転ぶ危険があるので、気をつけてやりましょう。

荻原　これは普通の椅子でやってもいいんですよね。

鎌田　もちろん。でも、きっかけがないとやるのを忘れてしまうから、「テレビを見ているときに、コマーシャルになったら1〜2回やる」などと決めておいて、習慣にするといいですね。

荻原　それは「CMスクワット」とでも名づけましょうか（笑）。

「伸張性筋収縮」運動だから、回数が少なくてもOK

荻原　トイレ・スクワットの場合、1回にやるのは「ゆっくり8秒かけてしゃがみ込み、2秒かけて立ち上がって、また8秒かけて座る」ということですよね。たったこれだけで、本当に筋トレになるんですか？

鎌田　なるんです。それは、この運動が「伸張性筋収縮」のトレーニングだからです。

荻原　伸張性筋収縮トレーニング？

鎌田　最近の研究で「筋肉は、伸びるときに負荷をかけると効率よく鍛えられる」ということがわかってきたんです。スクワットの場合、しゃがみ込むときに大腿四頭筋が伸びるので、ここで8秒という長めの時間をかけるのです。

荻原　そうすると回数が少なくても効果が期待できるっていうこと？

鎌田　そうです。いわゆる「腹筋運動」ってありますよね。寝転んで上体を持ち上げる運動です。あれも、上体を持ち上げることが大事だと思いがちですが、違うんです。持ち上げた上半身を床に戻すときに、ゆっくりと負荷をかけることが大切なんです。

荻原　そのときにおなかの筋肉が伸びるからですね！

鎌田　そうそう。持ち上げるときには2秒、もとに戻すときには8秒かける。そうすると「腹筋30回！」なんてやらなくていいの。3回やれば十分です。

荻原　知りませんでした！　3回なら腹筋もできそうです。

鎌田　鎌田式の腹筋運動は、上半身を持ち上げるのではなく、「レッグレイズ」といって脚を持ち上げてからゆっくり下ろす運動です（⇒P142参照）。これも脚を持ち上げるときではなくて、下ろすときに8秒かける。

やってみて「楽勝じゃん」って思ったら、3回を5回に、5回を7回に、少しずつ増やすといいと思います。

鍛えるなら下半身の筋肉から始めよう

荻原　鎌田先生は筋トレの中でもスクワットを推奨していますけれど、それはどうしてですか?

鎌田　下半身には、全身の筋肉量の6~7割が集まっているんです。何歳になっても歩くためには、下半身の筋肉を鍛えることがまず重要です。しかも下半身には、大きな筋肉が多いんですよ。太もも前側の筋肉「大腿《だいたい》四頭筋」は、人間の体の中で最大の筋肉といわれていますし、おしりの筋肉「大殿筋」、太もも裏側の「ハムストリングス」なども大きい筋肉。動かす筋肉が大きいと、マイオカインもたくさん分泌されますし、トレーニングの効果を実感しやすくなるんです。

荻原 なるほど、そういうことですね！　では、上半身はいかがですか？

鎌田 上半身というよりは「体幹」の筋肉を鍛えましょうとお伝えしています。体幹っていうのは胴体のことで、内臓をとり囲むように胸、おなか、背中、おしりにさまざまな筋肉がついているんです。

荻原 それを全部鍛えるっていうことですか？

鎌田 体幹筋全部を鍛えるのに効果的な運動は、「腕立てふせ」なんですよ。

荻原 腕立てふせ！　たぶん私は1回もできませんよ、無理無理(笑)。

鎌田 あはは、大丈夫ですよ。もっと簡単にできる「壁立てふせ」(⇒P140参照)で十分です。壁から1歩離れて立って壁に両手をつき、ひじを8秒かけてゆっくり曲げて、上体を壁にぐーっと近づけるんです。で、2秒かけて戻す。

荻原　ひじを曲げるときに負荷をかけるんですね。

鎌田　そうそう。鍛えたいのは大胸筋（胸の筋肉）、三角筋（肩の筋肉）、上腕二頭筋（腕の筋肉）という大きな筋肉なので、それらが伸びるのがひじを曲げるときなんです。

荻原　腕立てふせって、腕に体重がかかるじゃないですか。体を沈めるときより、もとの姿勢に戻るときのほうが鍛えられるのかと思っていました。

鎌田　実は違うんですよ。そうそう、壁につける手は「逆ハの字」にすると大胸筋が鍛えられて、「ハの字」にすると上腕二頭筋が鍛えられますから、手の形を変えながらやるとまんべんなく鍛えられます。ちなみに荻原さんは「瓶のふたを開けられない」「ペットボトルのふたがかたい！」っていうことはありませんか？

荻原　ありますよ、もちろん（笑）。瓶のふたを開けるのは夫の仕事です。

鎌田　だったら上腕二頭筋はしっかり鍛えたほうがいいですよ。何歳になっても、一人でペットボトルのお茶を飲むことができますから。

荻原　そうですよね、がんばります！

「かかと落とし」で骨粗しょう症を予防しよう

鎌田　もうひとつ、ぜひやってほしいのが「かかと落とし」（⇒P146参照）です。これは骨粗しょう症の予防にとても効果があるんです。

荻原　女性には骨粗しょう症が多いですよね。私もちょっと心配です。

鎌田　60代の女性は3人に1人、70代は2人に1人が骨粗しょう症といわれています。女性の場合、エストロゲンという女性ホルモンが骨の形成を助けてくれていたんですが、閉経でエストロゲンが急激に減るので骨粗しょう症になりやすいんです。

荻原　骨を丈夫にするには、カルシウムをとるのがいいんですか?

鎌田　はい。カルシウムが豊富な牛乳、乳製品、小魚、緑黄色野菜、海藻、切り干し大根などはぜひ食べてほしいですね。

荻原　どれくらい食べればいいんでしょうか。

鎌田　たとえばですが、牛乳コップ1杯、チーズ1切れ、しらす干し大さじ2、納豆1パック、小松菜100グラム。これを全部とると、1日に必要な分量になります。

荻原　かなりの分量ですね!　これは意識しないと、とれないです。

鎌田　あとは太陽の光を浴びることも大切です。カルシウムの吸収を助けてくれるビタミンDは、太陽の光に当たると増えるのです。だから荻原さんみたいに毎日犬と散歩しているのは大正解。そして、もうひとつが運動です。

荻原　それが「かかと落とし」ということですね。でもなぜ「かかと落とし」で骨粗しょう症を予防できるんですか？

鎌田　骨っていうのは日々、新陳代謝を繰り返しているんです。古くなった骨細胞が吸収されて、新しい骨細胞がつくられるんですが、年齢とともに新しい骨細胞がつくられにくくなるんです。でも、骨に負荷がかかるとオステオカルシンという骨ホルモンが分泌されて、骨細胞の再生が活発になることがわかっています。歩くだけでも骨に負荷はかかりますが、「かかと落とし」はさらに効果的です。

荻原　先生の「かかと落とし」はふくらはぎも動くので、血流がよくなりそうですね。ほかにも骨に負荷をかける方法ってありますか？

鎌田　階段を下りることです。階段って、上るときよりも下りるときのほうが骨に刺激が加わるんです。ついでに言えば、大腿四頭筋も階段を上るときより下りるときに伸びて、筋肉に負荷がかかります。デパートなどに行ったら、上りはエスカレーターでも下りは階段を使うといいですよ。

荻原　手すりをしっかりつかんで、転げ落ちないよう注意します（笑）。

「かかと落とし」でチャレンジングホルモンが！

鎌田　そうそう、「かかと落とし」をすると、骨が強くなるだけじゃなく、テストステロンというホルモンも分泌されるんです。

荻原　テストステロンって男性ホルモンですよね。女性でも分泌されるんですか？

鎌田　テストステロンは男性ホルモンなんだけど、女性にも男性の10分の1くらいは分泌されているんです。しかも筋トレや「かかと落とし」をすることで分泌量が増えるんです。テストステロンは「チャレンジングホルモン」って呼ばれていて、分泌量が増えると積極的になって、生きる意欲が旺盛になるといわれています。経済的に成功している女性は、テストステロン値が高いともいわれています。

荻原　女性にもテストステロンは必要ですね。

鎌田　あとね、おかしな話ですけど、他人にごちそうするとテストステロン値が上がるんですって。親分肌の人は、確かにテストステロン値が高そうだもんね（笑）。

荻原　人のために何かしてあげたいって思うと、自分のためのやる気もアップするのかもしれませんね。「情けは人のためならず」っていうじゃないですか。人のためになることをするのは、巡り巡って自分に戻ってくるのかもしれません。

鎌田　テストステロンも「無形浮遊資産」。運動と人助けで分泌を増やしましょう。

荻原　お話を伺っていると、私も「筋トレは苦手」なんて言っていられないなあって思いました。まずは「トイレスクワット」と「鎌田式インターバル速歩」、やってみますね。

鎌田　がんばって！　そうそう、運動したからといって、それだけで「貯筋」はできません。運動したあとにはしっかりたんぱく質をとって筋肉を強化しましょう。たんぱく質を補給せずに筋トレすると、逆に筋肉はやせてしまいますから。

荻原　高野豆腐とゆで卵を常備しなくちゃ（笑）。

ひどい腰痛やひざの痛みも筋トレで回復できる

荻原　ところで、先生がこんなに運動や筋トレを意識し始めたのはどうしてなんですか？　以前は先生も太っていらしたんですよね。

鎌田　そうです。10年くらい前は、いまより10キロも太っていて、体はまん丸、おなかもまん丸、内臓脂肪パンパンでした。しかも軽い脊柱管狭窄症があって、腰痛にも悩まされていたんです。

荻原　先生も腰痛に苦しんでいたんですね。

鎌田　勤務していた諏訪中央病院の東洋医学科で鍼灸《しんきゅう》を受けたり、通っていたジムにマッサージのライセンスをもっているトレーナーがいたので、そこでマッサージを受けたりもしました。でも治らない。痛みを止める硬膜外ブロックという注射を打ったことも何回かありました。

荻原　それはつらかったですね。

鎌田　その頃からぼくは「筋活」に力を入れるようになっていったんです。たんぱく質をしっかりとって、スクワットで筋肉を鍛えて。そうしたら痛みはどんどん軽くなって、ここ5年ほどは痛みがまったくありません。

荻原　素晴らしい！　よかったですね。

鎌田　もうひとつ、ぼくのひざには半月板損傷があって、痛みや、ひざがグラグラ揺れる不安定な感じがありました。このままじゃよくないと思って、手術する日程まで決めていたんですが、その直前に東日本大震災が起きて、ぼくは福島県南相馬市に入ったので手術を受けられなくなったんです。でもこのひざも、大腿四頭筋を鍛えているうちに安定してきて、痛みもまったくなくなりました。

荻原　痛みゼロに？　どうしてでしょう？

鎌田　関節のまわりの筋肉が鍛えられて、ひざや腰をしっかり支えられるようになったからだと思いますよ。筋肉がコルセットやサポーターみたいな存在になってくれたんじゃないかな。おかげで、冬になると1年に50日、多いときには70日もスキーを楽しんでいます。それでもひざも腰もまったく痛くないんです。

荻原　先生の筋肉は、まさしく「無形浮遊資産」ですね。

鎌田　ぼくは土地も株もお金もさほど持っていませんが、無形浮遊資産はたっぷり。これさえあれば、この先も暮らしていけると思っているんです。

座ってばかりいてはダメ。1時間に3分だけの「ちょいトレ」を習慣に

「運動しなくちゃ！」という気持ちはあっても、重い腰はなかなか上がらないものです。ジムに行くのも、１日１万歩ウォーキングするのももちろんいいのですが、面倒くさくなって続かなければ意味がありません。

ぼくがおすすめしているのは、１時間に１回、２～３分だけ体を動かすことです。ぼくも原稿を書く仕事の合間に、３分ずつ「ちょいトレ」をはさんでいます。ちょっと寝転んで腹筋をしたり、お湯が沸くまでの間に「壁立てふせ」をしたり、トイレに入るときにスクワットをしたり。

オーストラリアのシドニー大学が45歳以上の22万人の男女を３年間追跡調査した研究によると、１日のうち座っている時間が長い人ほど死亡リスクも高いということがわかりました。１日10時間以上座っている人は、４時間未満の人に比べて死亡リスクが男性で32％、女性で62％も高いそうです。座り仕事だったり、部屋でずっとテレビを見ていたりする人は注意が必要です。

長時間座りっぱなしの場合でも、30分ごとに簡単な筋トレをすると血管機能が改善するというデータもあるので、生活の中に「ちょいトレ」を組み込んでいくことが健康の秘訣なのです。

鎌田式インターバル速歩

ウォーキングは手軽に始められる運動ですが、運動効果を高めるにはスピードが大事です。また、認知症予防には歩幅を広げて歩くことも推奨されています。３分でいいので、歩幅を広げて速歩きしましょう。３分速く歩いたら、３分はゆっくり。これを繰り返すのがおすすめです。

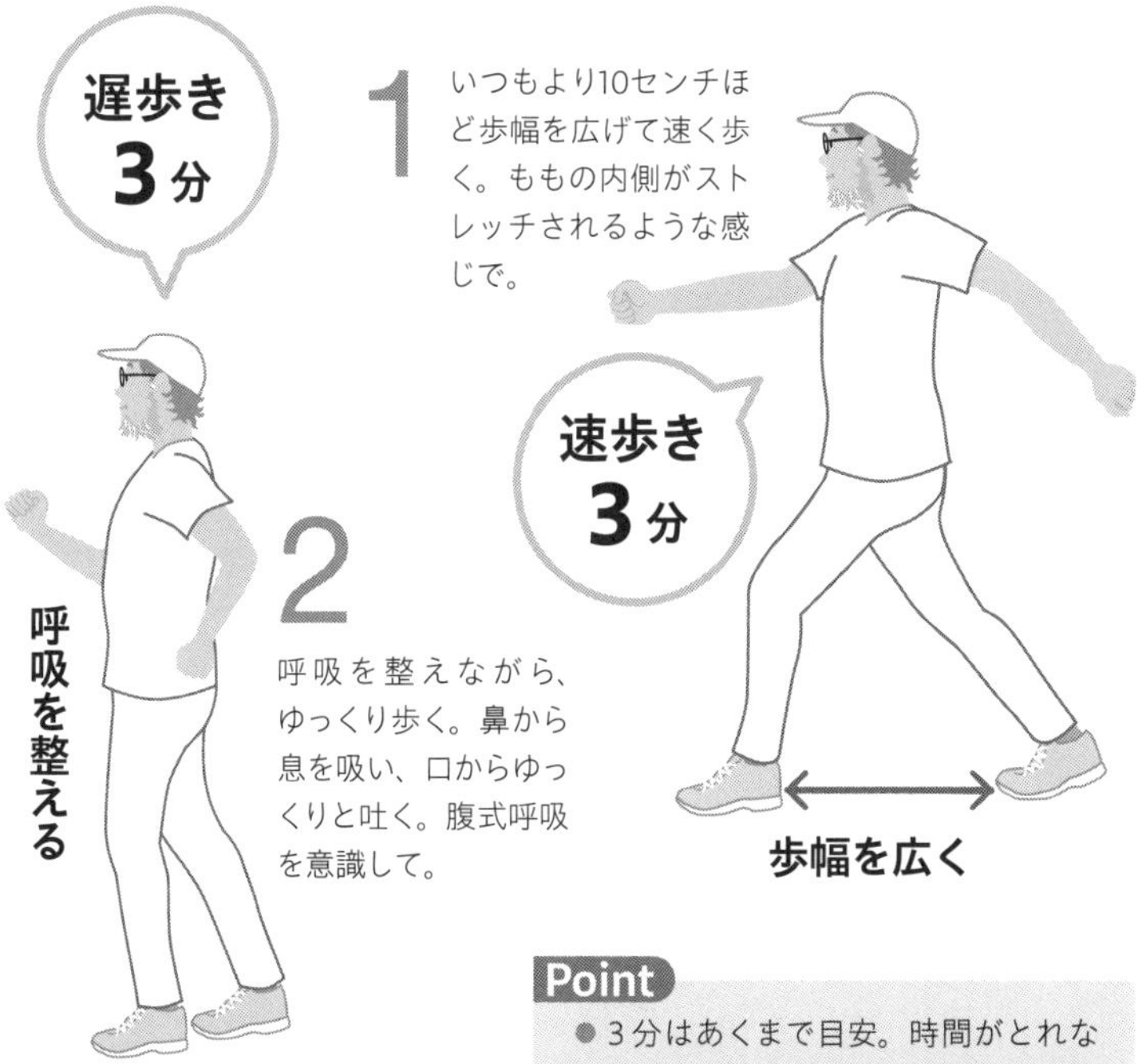

1 いつもより10センチほど歩幅を広げて速く歩く。ももの内側がストレッチされるような感じで。

2 呼吸を整えながら、ゆっくり歩く。鼻から息を吸い、口からゆっくりと吐く。腹式呼吸を意識して。

「速歩き３分＋遅歩き３分」を２回繰り返し、最後は速歩き３分。合計15分歩こう

Point

- ３分はあくまで目安。時間がとれないときには1～2分ずつでもOK。
- 背筋を伸ばし、視線は前に。歩幅は広めにし、かかとから着地する。
- 歩きながら「しりとり」「足し算」などをして頭と体をいっしょに使うと、認知症予防にも。

トイレ・スクワット

「筋トレしたくても、なかなか続かない」という人におすすめなのがトイレ・スクワット。トイレに入ったタイミングでスクワットする習慣をつけましょう。大腿四頭筋という脚の大きな筋肉を鍛えることで、何歳までも歩ける体をつくります。

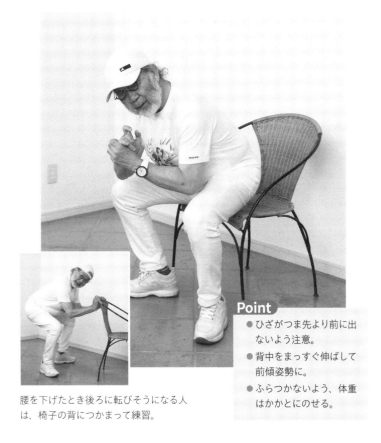

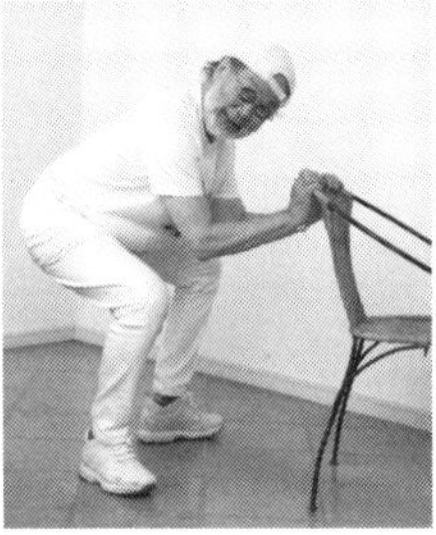

腰を下げたとき後ろに転びそうになる人は、椅子の背につかまって練習。

Point

- ひざがつま先より前に出ないよう注意。
- 背中をまっすぐ伸ばして前傾姿勢に。
- ふらつかないよう、体重はかかとにのせる。

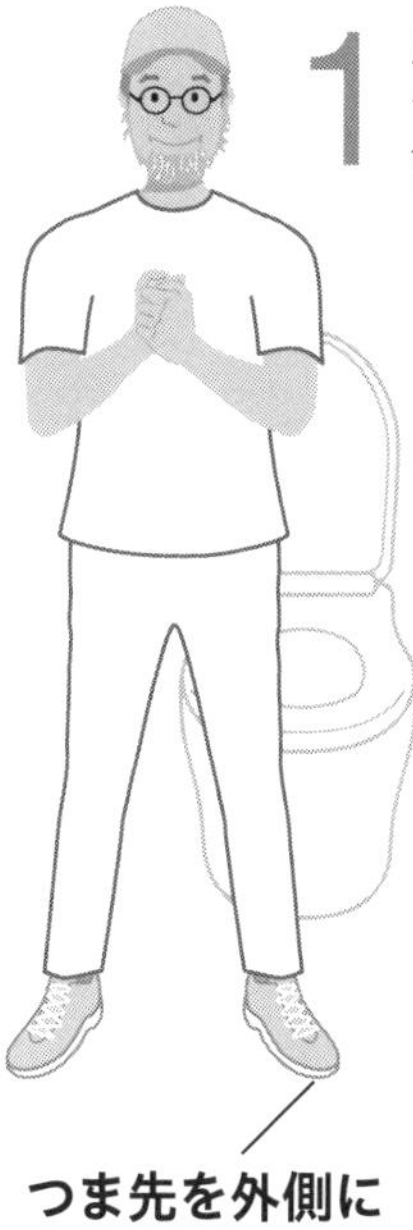
つま先を外側に

1 足は肩幅より少し広く。つま先はハの字に広げ、両手は胸の前で組む。

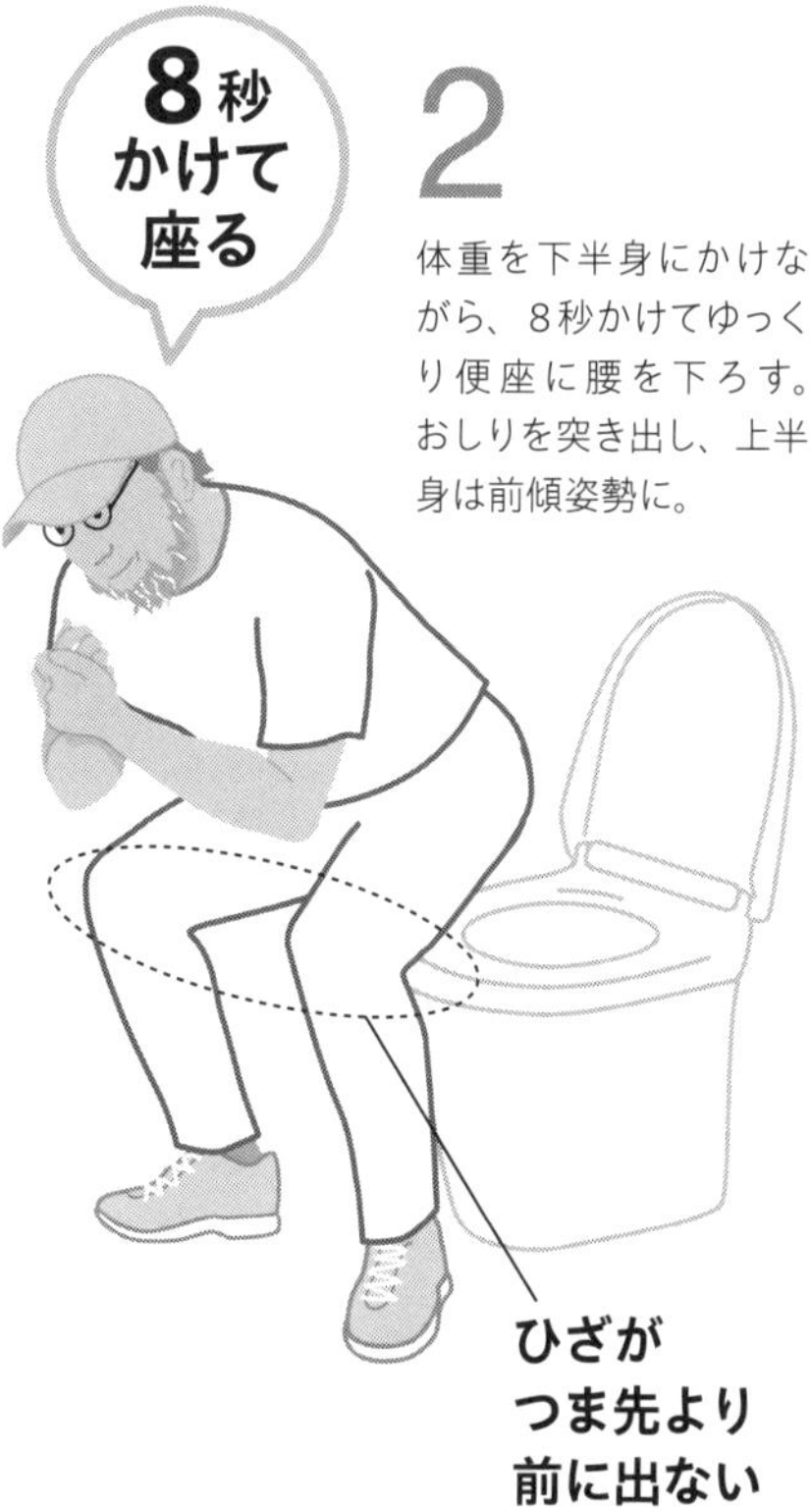
8秒
かけて
座る
ひざが
つま先より
前に出ない

2 体重を下半身にかけながら、8秒かけてゆっくり便座に腰を下ろす。おしりを突き出し、上半身は前傾姿勢に。

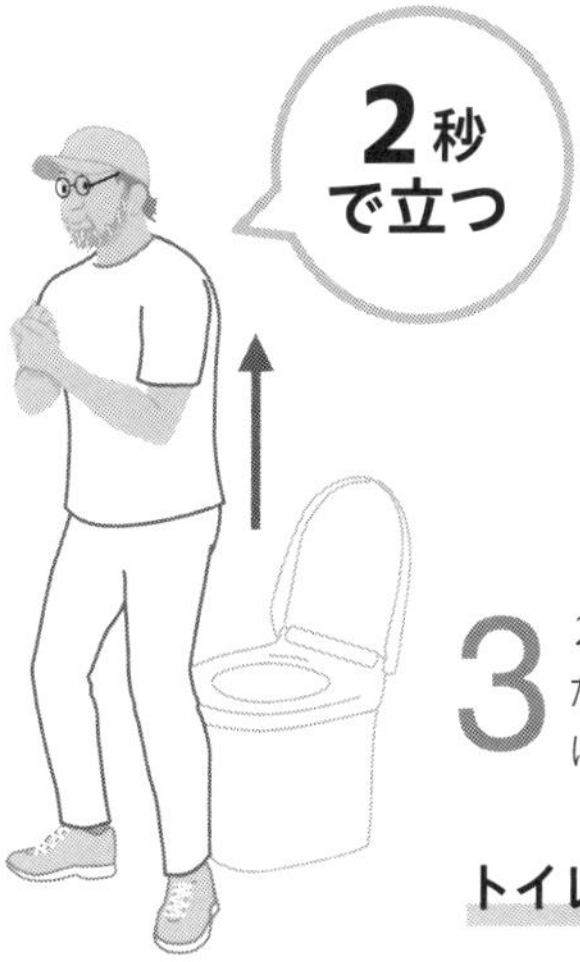
2秒
で立つ

3 2秒かけて立ち上がったら、もう一度8秒かけて座る。

トイレに行くたびにやろう

壁立てふせ

両腕だけでなく、背筋や腹筋などの体幹筋も効果的に鍛えられる運動です。腕立てふせよりも負荷は軽く、部屋の壁などで手軽にできます。肩甲骨をよく動かすので、肩こりも改善。手のつき方で上腕や指の筋肉を鍛えられるので、握力アップにも効果的です。

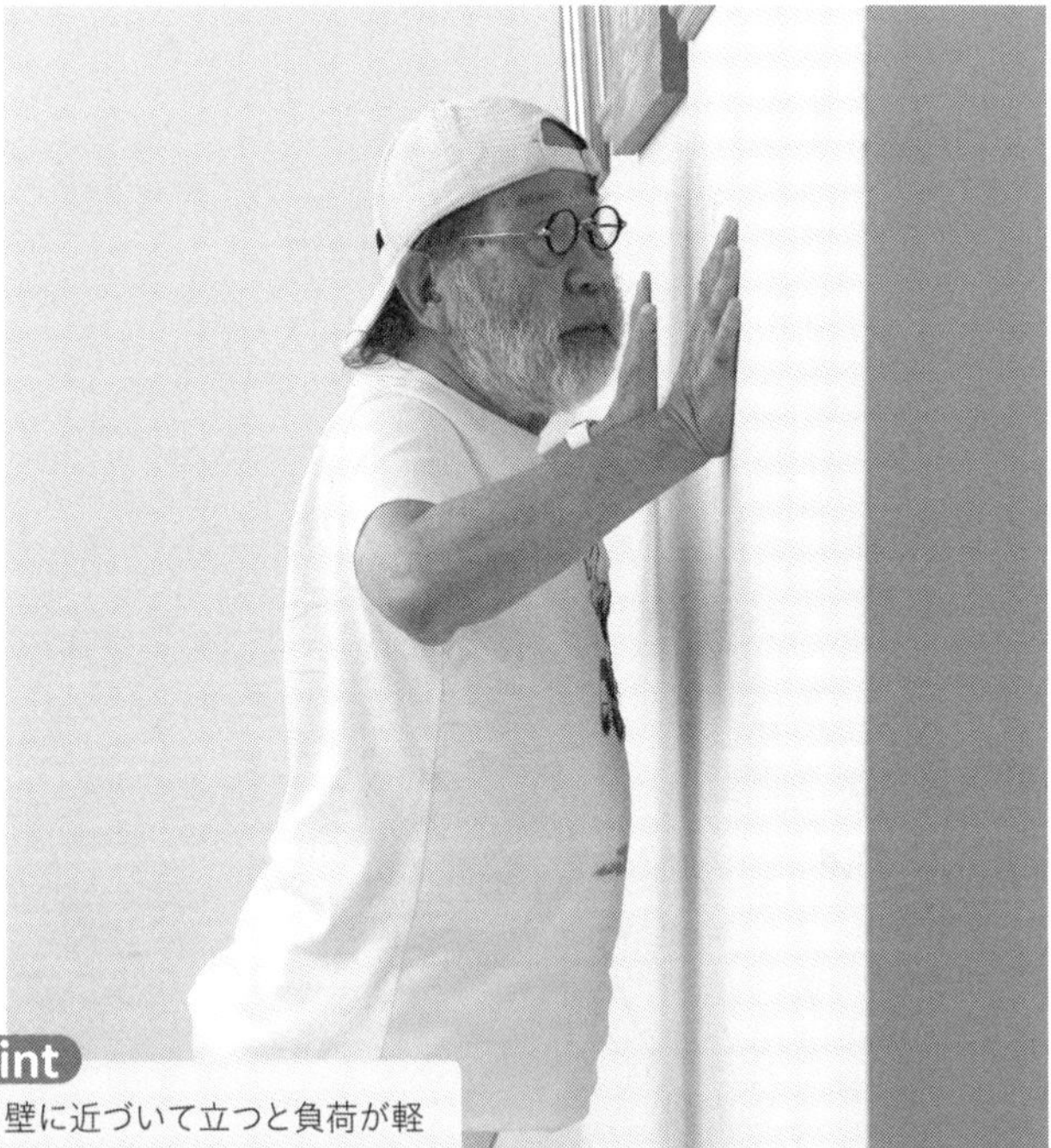

Point

- 壁に近づいて立つと負荷が軽くなり、離れると重くなる。
- 手の形は「平行」「ハの字」「逆ハの字」「指立て」を毎回変えてやってみよう。

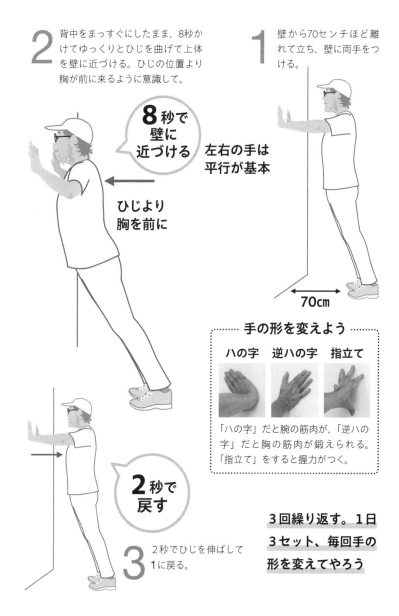

1 壁から70センチほど離れて立ち、壁に両手をつける。

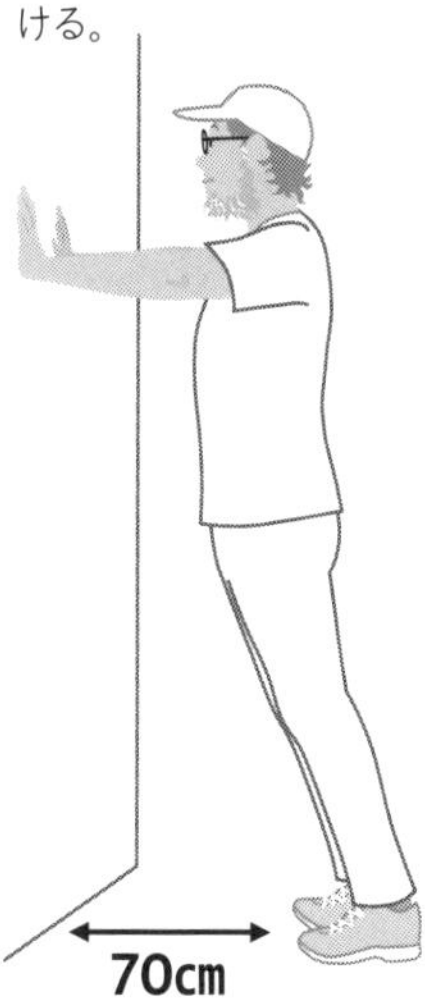

2 背中をまっすぐにしたまま、8秒かけてゆっくりとひじを曲げて上体を壁に近づける。ひじの位置より胸が前に来るように意識して。

手の形を変えよう

ハの字	逆ハの字	指立て

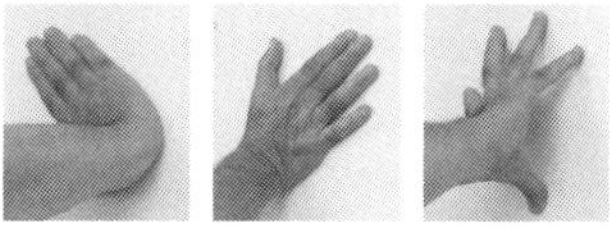

「ハの字」だと腕の筋肉が、「逆ハの字」だと胸の筋肉が鍛えられる。「指立て」をすると握力がつく。

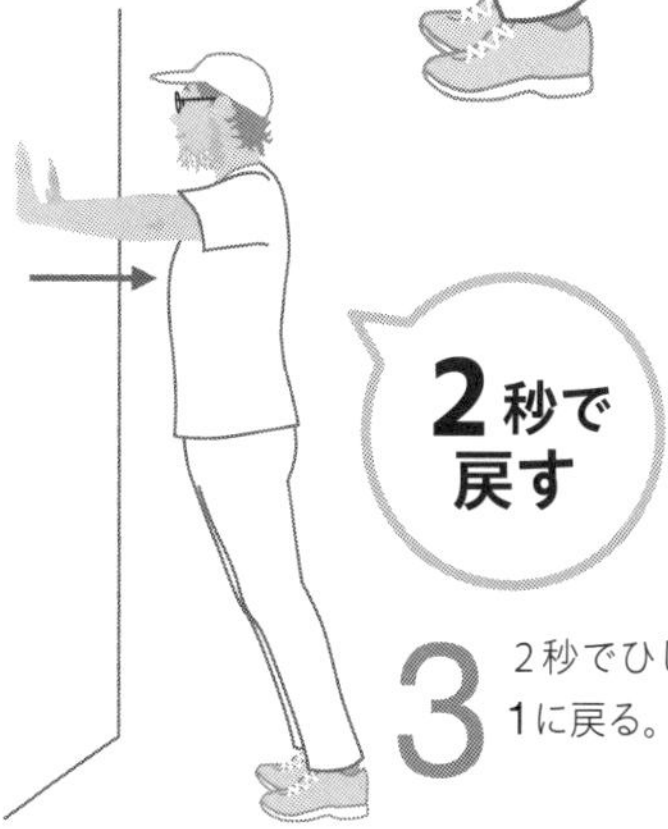

3 2秒でひじを伸ばして1に戻る。

3回繰り返す。1日3セット、毎回手の形を変えてやろう

寝たまま腹筋（レッグレイズ）

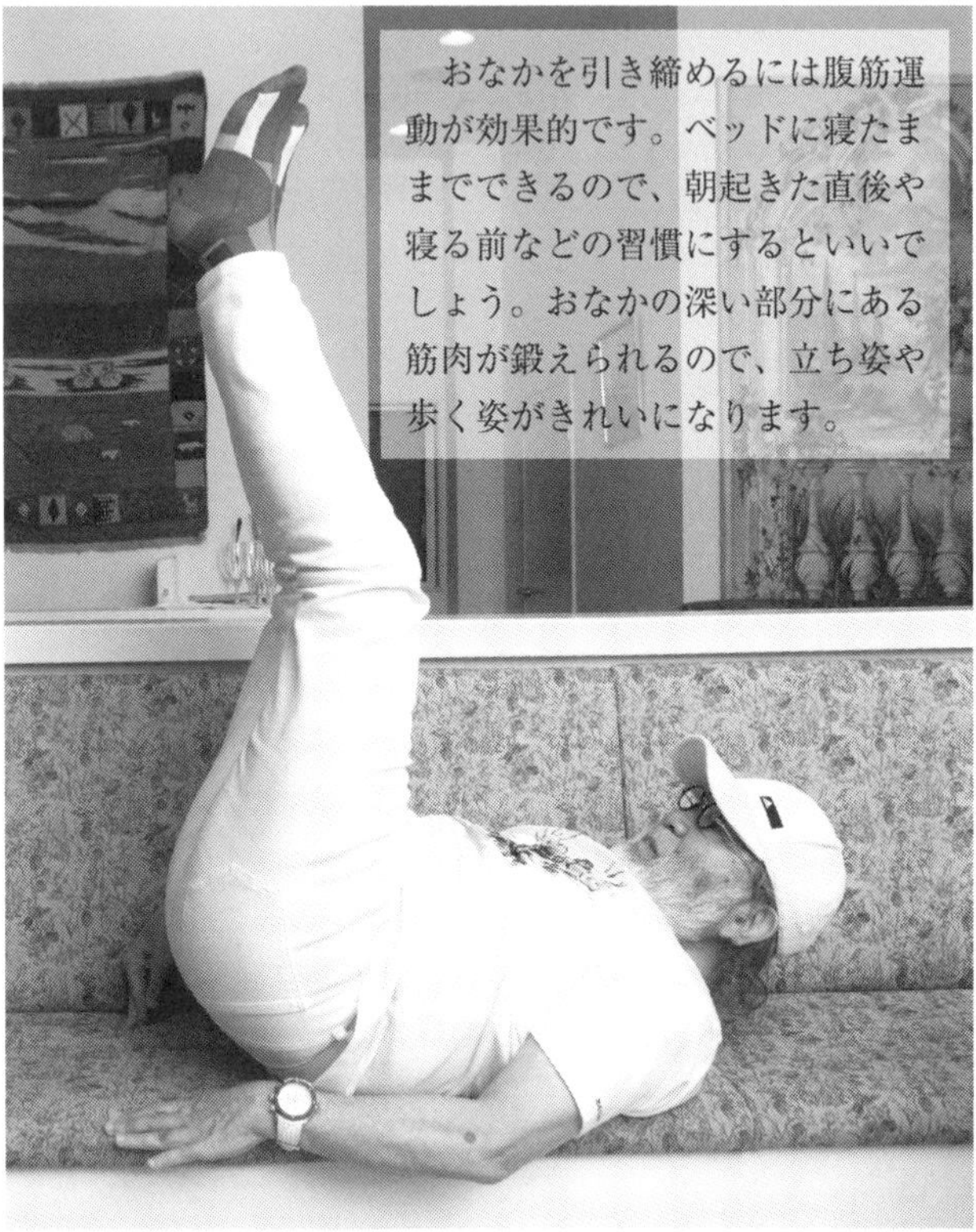

おなかを引き締めるには腹筋運動が効果的です。ベッドに寝たままでできるので、朝起きた直後や寝る前などの習慣にするといいでしょう。おなかの深い部分にある筋肉が鍛えられるので、立ち姿や歩く姿がきれいになります。

Point

- ひざを曲げずにゆっくり脚を下ろす。床に着く直前に真上に上げる。
- 両脚を上げるのがきつい場合には、片脚ずつ上げることからスタート。
- 腰への負担が大きいので、腰が痛む場合には避ける。

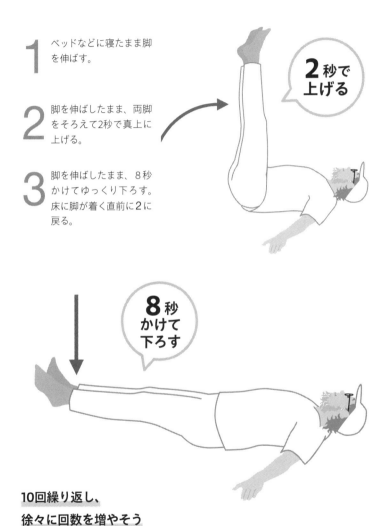

1 ベッドなどに寝たまま脚を伸ばす。

2 脚を伸ばしたまま、両脚をそろえて2秒で真上に上げる。

3 脚を伸ばしたまま、8秒かけてゆっくり下ろす。床に脚が着く直前に2に戻る。

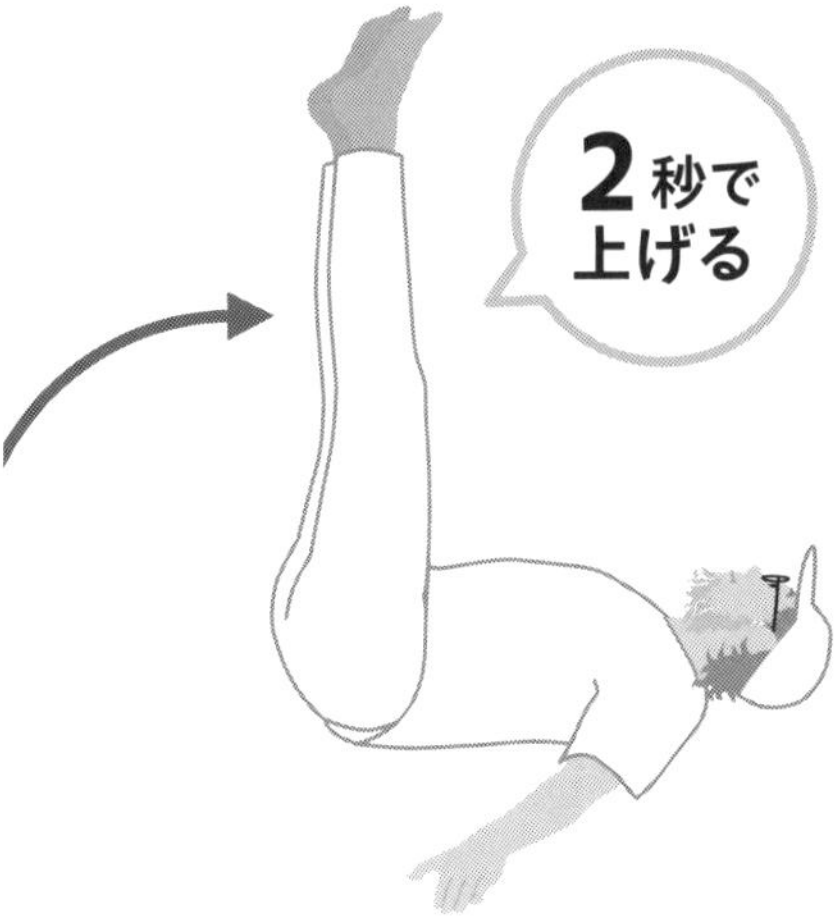

10回繰り返し、

徐々に回数を増やそう

サイドランジ

スクワットは主に大腿四頭筋という「ももの外側」の筋肉を鍛えますが、サイドランジは内転筋群という「ももの内側」に効果があります。年齢とともに弱りやすい筋肉なのでぜひ鍛えてください。姿勢や歩行が安定し、転倒防止にも役立ちます。

Point

- ひざを曲げたとき、ひざがつま先より前に出ないようにする。
- 伸ばしているほうの脚のひざは、内側にねじれないよう注意。

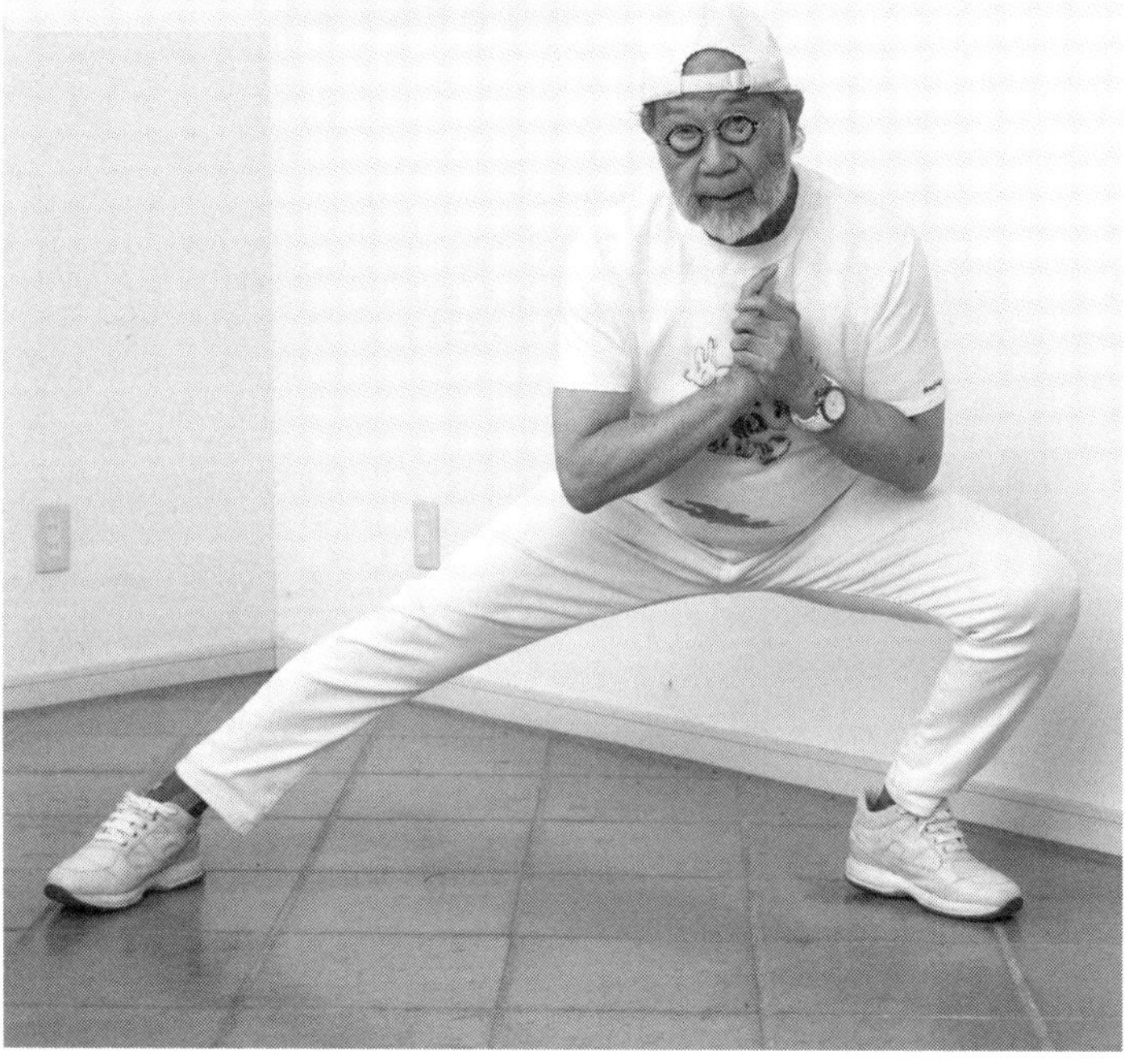

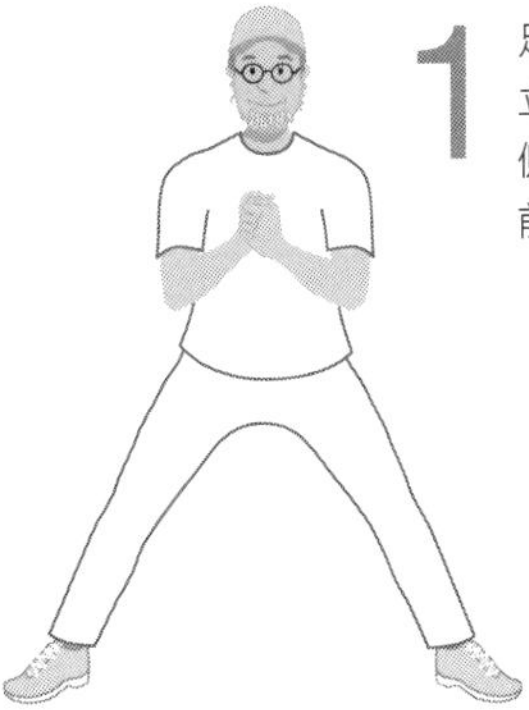

1 足を左右に大きく開いて立つ。つま先とひざは外側に向け、両手は胸の前で組む。

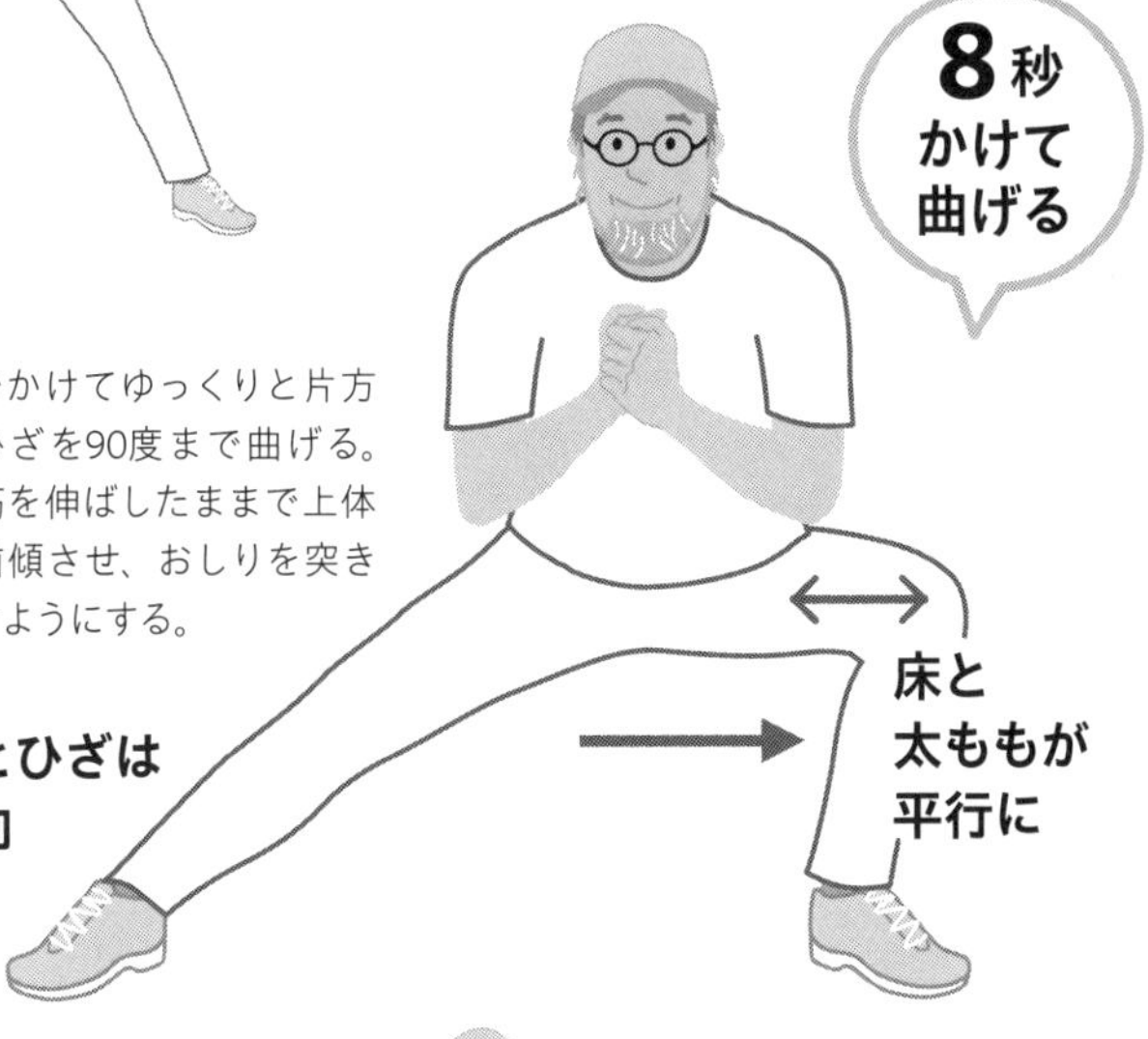
8秒かけて曲げる
床と太ももが平行に

2 8秒かけてゆっくりと片方のひざを90度まで曲げる。背筋を伸ばしたままで上体を前傾させ、おしりを突き出すようにする。

つま先とひざは同じ方向

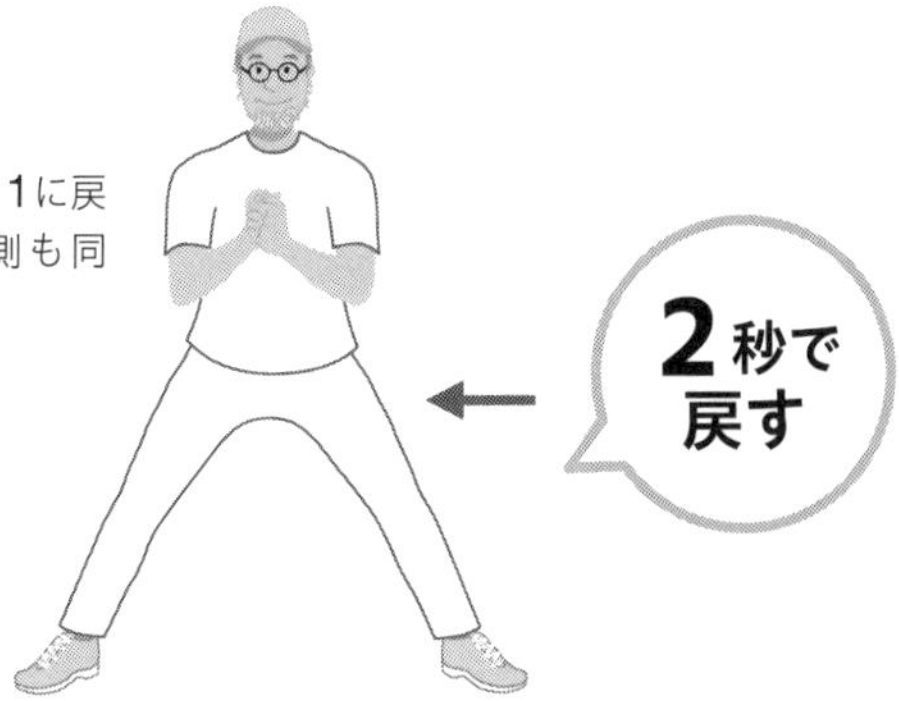
2秒で戻す

3 2秒かけて1に戻し、反対側も同様に行う。

左右2回ずつ。
1日3セットやろう

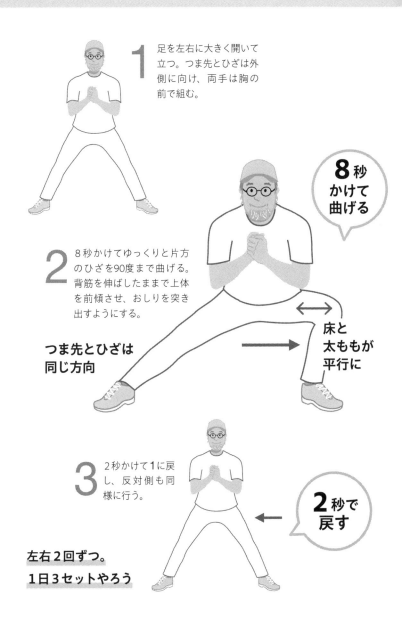

鎌田式かかと落とし

1 椅子の背などにつかまって背筋を伸ばして立つ。

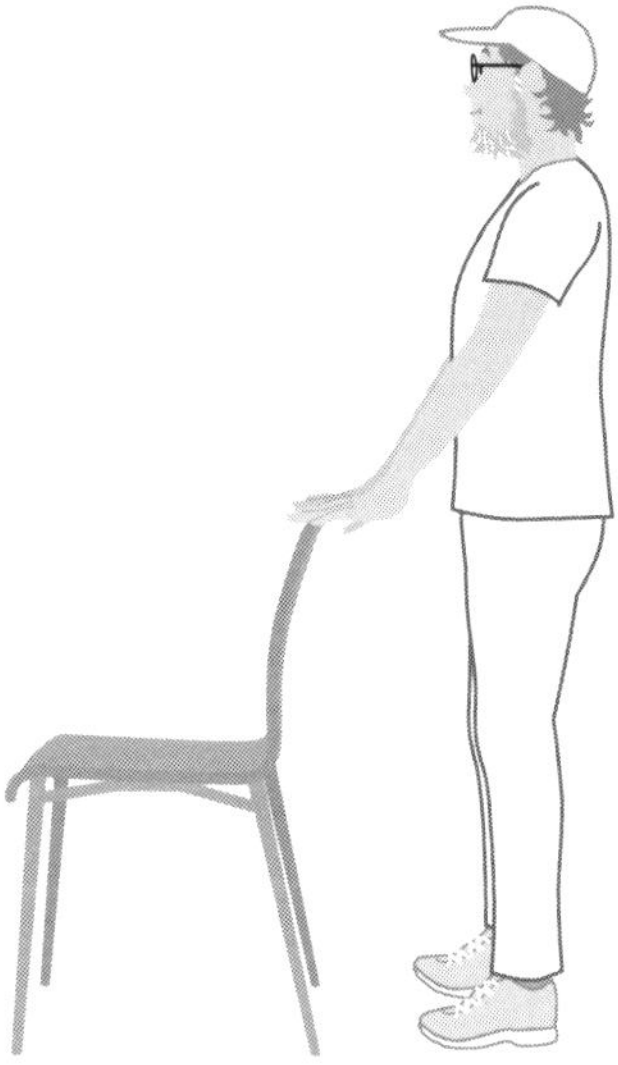

2 かかとをつけたまま、つま先を持ち上げて3秒キープ。

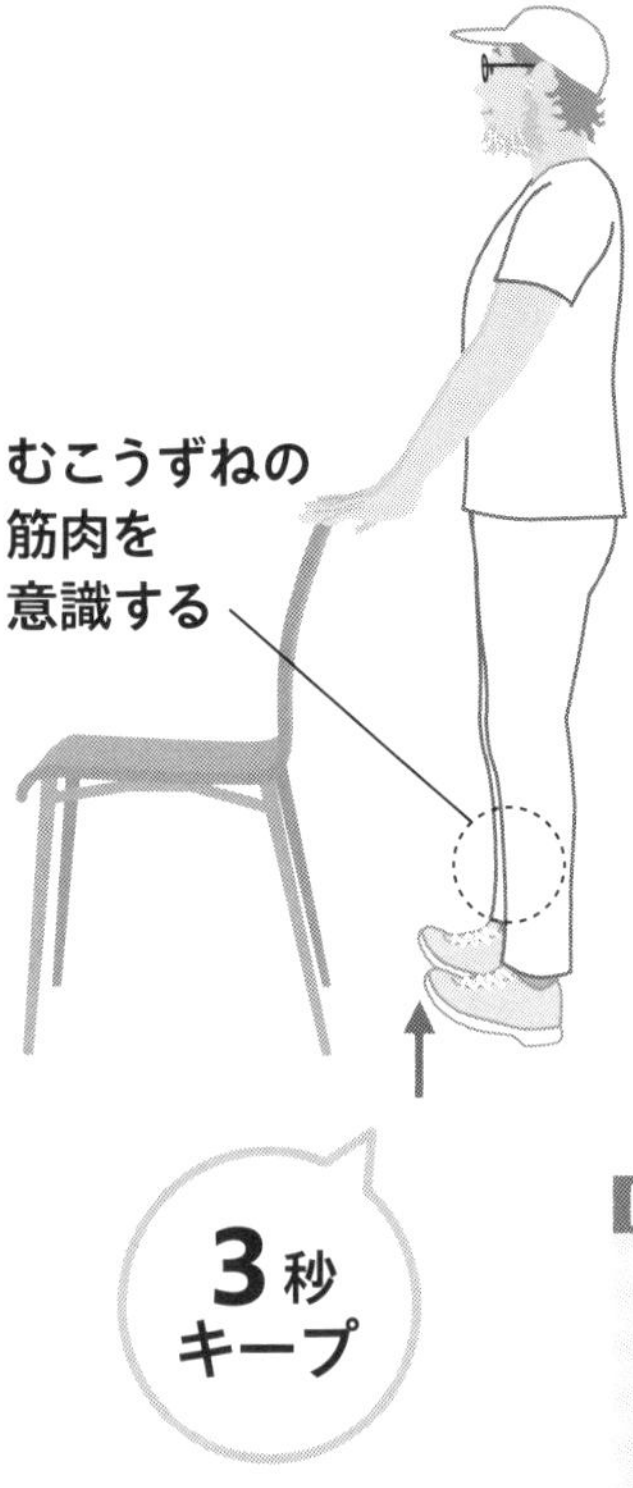

Point

- つま先を持ち上げるときには、むこうずねの筋肉を意識する。
- かかとを持ち上げるときには、ふくらはぎやももの筋肉を伸ばすようにする。

かかとを床に「ドン！」と落とすことで、骨をつくる骨芽細胞を刺激し、丈夫な骨をつくることができます。鎌田式では、まずつま先を上げて、むこうずねの筋肉を強化します。次にかかとを持ち上げることで「第二の心臓」と呼ばれるふくらはぎの筋肉を動かします。全身の血流アップにも効果大。

3 つま先を下ろすと同時に、かかとを持ち上げる。背伸びをしながら3秒キープ。

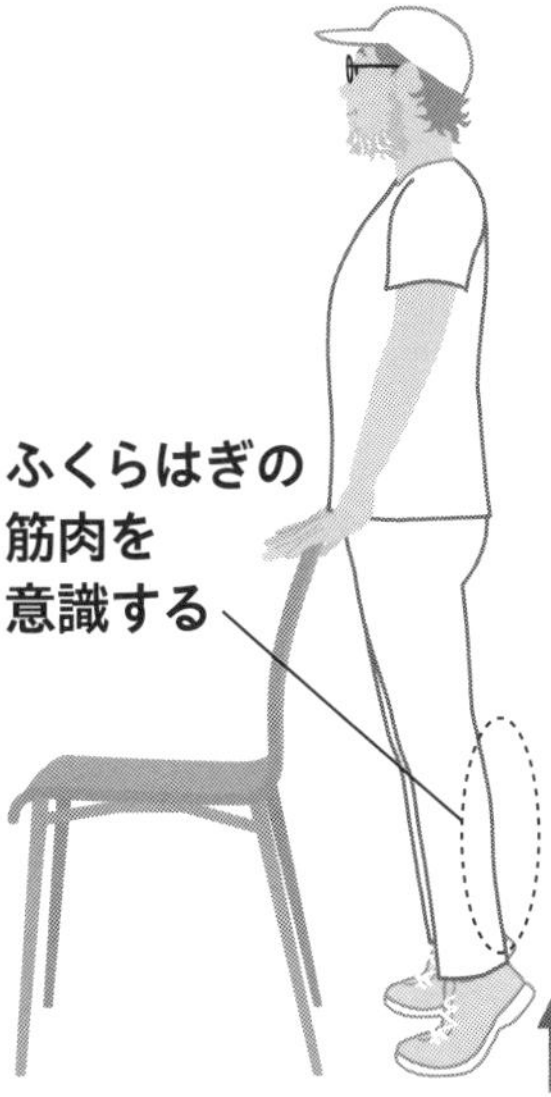

3秒キープ

4 かかとをストンと床に落とす。

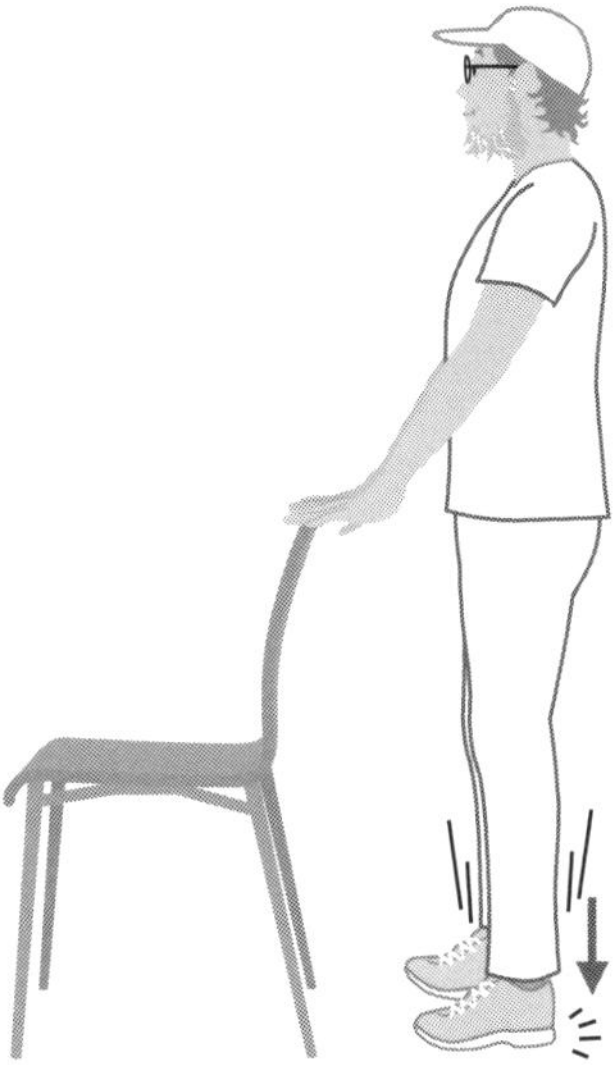

10回繰り返す。

1日3セットやろう

PART 5

死ぬ前にお金を使いきれ

「子どものため」「老後のため」に貯蓄は必要？

荻原　私ね、忘れられないことがあるんです。90年代に「きんさん ぎんさん」という100歳を超えた双子の姉妹が話題になりましたよね。きんさんは107歳、ぎんさんは108歳でお亡くなりになりましたが、100歳過ぎても2人はとてもお元気で、テレビにも出ていらしたんです。あるとき、テレビで女性リポーターが「テレビの出演料は何に使っているんですか？」と質問したら、「半分は恵まれない人の施設に寄付して、残りは老後のために貯金します」って答えたんですよ！

鎌田　100歳超えても老後の貯蓄なんだ（笑）。

荻原　戦中戦後の飢餓の時代を生き延びた人は「貯金しなくちゃ」という思いが強いと思います。それに「子どもたちに多少なりともお金を残してあげたい」って思うかたも多いんですよね。でも、それは逆効果だと私は思っているんです。遺産を巡って、きょうだいが骨肉の争いをするケースってかなりあるんです。家庭裁判所の相続問題の相談件数のうち、約3割は1000万円以下なんですよ。

鎌田　よく「うちは大した財産がないから大丈夫」って言う人がいるけれど、遺産は少ないほどもめますよ。遺産が3億円あれば、兄貴に2億円とられても自分も1億円もらえる。多少もめても折り合いはつけやすいんです。でも、遺産が少なければ自分のところにはほとんど入ってこない可能性もある。だからトラブルになりやすいんです。

荻原　最初は遺産相続でもめているんだけど、だんだん「弟は4年生大学に入れてもらえたのに、私は短大だった」とか「お姉ちゃんだけおひなさまを買ってもらえた」とか、そういう過去の細かな部分での争いになることも少なくありません。それで仲のよかったきょうだいが、一生口をきかない関係になっちゃうのは悲しいですよね。

鎌田　なまじお金を残したせいで、トラブルになるのは残念だよね。

荻原　だから私、死ぬ前にお金は使ってしまいましょうと伝えているんです。70歳を過ぎたら、先ほどお話しした1200万円（⇓P93参照）をとり分けておいて、残りは使ってしまえばいいんです。「子どもにお金を残してあげたい」と思うんだったら、死後に残すのではなく、いま子どもたちのために使うんです。子どもや孫を引き連れて温泉旅行に行ってもいいし、パーッとハワイに行ってもいい。子ども世代は家のローンや教育費でお金がかかる時期だから、親のお金で旅行に行けるのはきっとうれしいはずです。家族の親睦は深まるし、たくさん思い出ができますよね。

鎌田　いい考えですねえ！　それは絶対におすすめです。

貯め込んだお金は長生きのごほうび。楽しく使おう

鎌田　荻原さんは、どんな使い方を提案しているの？

荻原　ここまで貯めてきた預貯金から介護や医療に必要な１２００万円（１人６００万円）を引いて、残った分をどう使うかを具体的に考えるのがいいと思っています。たとえば70歳のご夫婦で預貯金が２４００万円あるとしたら、１２００万円を引くと残りは１２００万円になります。そのお金を80歳までの10年間で使いきるための計画を立てるんです。

鎌田　80歳までに使いきるの？

荻原　個人差はもちろんありますけれど、周囲を見ると徐々に食べる量も減るし、おしゃれもしなくなります。だから、楽しく使えるのは80歳くらいまでかもしれないなあと思っているんです。鎌田先生みたいにお元気な

かたは、もう少し先まで延ばしたほうがいいかもしれませんが。

鎌田　いずれにしても、「貯めてきたお金を使いきる」と決めて、計画を立てるのは楽しそうだ（笑）。

荻原　ですよね（笑）。ということで、考えていきましょう。もしも１２００万円を10年で使うことを考えた場合、１年に使える額は１２０万円になります。

鎌田　１年間で１２０万円。けっこうな額ですね。

荻原　これを使えば、夫婦で年１回海外旅行ができます。国内派なら、毎月のように行けるかもしれません。１２０万円あれば、一族郎党引き連れて温泉旅行にも行けますよね。もしくは１人60万円ずつにきっぱり分けて、それぞれが趣味や旅行に使ってもいい。それに、70歳から75歳までと、76歳から80歳まででは、体力や気力、行動範囲も変わってくると思うんです。だから70代前半に少し多めに予算を回して海外旅行に何回か行き、70代後半から80代は近場を回るという手もあります。

鎌田　考えるだけでワクワクしてくるねえ。1年間で1人60万円ってことは……1カ月で5万円分の外食ができるってわけか。よくテレビでおいしそうなお店が紹介されているじゃない？　ああいうところに毎月食べに行くのもいいね。

荻原　1人5万円なら、かなりぜいたくできますよ。しかも鎌田先生はランチ派だから、きっと5万円は1回じゃ使いきれません(笑)。

鎌田　やった、毎週食べに行けちゃう(笑)。

荻原　私ね、10年くらい前に『貯め込むな！　お金は死ぬ前に使え。』(マガジンハウス)という本を書いたんですよ。その本を書きながら「あっ！　そう言っている私自身がお金を全然使えていないじゃないか」と気づきまして、それからは毎年海外旅行をするようにしています。コロナ禍になってからは国内旅行に切りかえましたが、今年からまた海外旅行を再開しよているんです(笑)。

うと思っています。子どもにお金を残さず、全部使いきってやろうと思っ

鎌田　上手に使いきるって大事！　荻原さんは旅行がお好きなんですね。

荻原　旅行って、3回ワクワクできるんですよ。行く前にプランを立てながらワクワクして、旅行中もワクワクして、帰ってきてから写真を見たり思い出話をしたりしてワクワクできる。1回の旅行で何回も楽しめるって最高ですよ。

鎌田　ぼくも旅行は大好きだ。旅先では、別の人間になれるような気がするんだよね。海外に行くと、ぼくは「鎌田B」なの(笑)。

荻原　わかります。普段なら絶対に着ないような服を着るのも海外ならではの楽しみですよね。「今回の旅行は、こんなイメージの自分でいよう」って考えるだけで楽しくなります。

鎌田　さっきぼく、「人生、おいしいものを食べた人が勝ち」って言いま

したけど、もうひとつ「人生、おもしろいことをした人が勝ち」とも言っているんです。せっかく貯めたお金なんだから、たくさんワクワクしなくちゃもったいない。

荻原　昭和世代って、お金を使って楽しむことが苦手な人が多いですよね。私の亡くなった父も、楽しむことが下手くそな人でした。自分を楽しませることは無駄遣いじゃないんだって、思ってほしいんですよね。

鎌田　認知症の始まりによくある「アパシー」、前にも話しましたよね。つまり、無気力、無関心、無感動。そうならないためには、「絶対にお金を残さないで、楽しいことするぞ！」っていう決意がすごく大事だと思います。お金があれば、いろんなことができますから。

自分が貯めたお金をどう使うかを「自己決定」する力

鎌田　さっき、荻原さんが「介護や医療のために1200万円残しておく」って言っていたでしょ？　それくらいのお金を残せる人も残せない人もいると思うけれど、介護のために残しておいたお金も、最終的には使いみちを決めたほうがいいよね。人生の先が見えてきたら「あとどれくらい必要で、死んだあとにはこれくらい残りそうだな」っていうのが、だいたいわかってきます。そうしたら、死んだあとのお金の行き先をきちんと決めて、書き残しておく必要があると思うんです。

荻原　そうですね。介護費用がまったくの手つかずで残る可能性もありますから。

鎌田　そのお金がたとえわずかであっても、自己決定してから亡くなってほしいとぼくは思っているんです。近年、結婚していないとか、子どもがいないとかで相続人がいないない人がかなりいるんです。2022年は、1年間に約768億円もの個人の財産が国庫に入ったそうです。

荻原　ものすごい金額ですよね。

鎌田　本当にそうです。このお金を国が正しく使ってくれるとはかぎらないでしょう？　最近の政治資金の問題などを見ても、とても安心してまかせられるものではない。でもこれは、亡くなった人が何十年も一生懸命働いて、大切に貯めたお金です。国に預けてしまうくらいなら、生きているうちに自分が「ここ」と決めた団体などに寄付するほうがよほどいいんじゃないかと思うんですよ。たとえば、お世話になった訪問看護ステーションがあるとしますね。そこに10万円でも20万円でも寄付すれば、亡くなったあとも感謝される。そういう使い方をしてほしいと思うんです。

荻原　大賛成です。お金はあの世まで持っていけませんから、ある程度の年齢になったら使いみちを考えることはとても大切だと思います。

遺言状を残すことで、残された人に思いを届ける

鎌田　おととし、７０００万円の財産を残して亡くなった女性がいました。彼女は結婚していなくて、子どももいない。親もすでに亡くなっているから、そのお金を受け取る人はいなかったんです。それで彼女は、亡くなる前にお金の行き先をすべて決めていました。自宅の家と土地は、精神障害の人たちが住めるアパートとして使ってほしいと地元のＮＰＯに寄付しました。７０００万円の預貯金は、「若い、あたたかな医師を育ててほしい」という遺言とともに諏訪中央病院に寄付してくれたんです。

荻原　素晴らしいですね。日本は寄付の文化がなかなか育ちませんが、思いがあれば、そんなふうに誰かの役に立てるわけですから。

鎌田　これって、７０００万円の遺産がないとできないわけじゃないと思うんです。それが５００万円でも50万円でもできますよね。５００万円のうちの５％だとしても、25万円でしょう？　それを地域の子ども食堂に寄付すれば、その食堂はとても助かるはずです。自分が残したものをどう使うか、誰のために残すのか、その自己決定こそが生きた証しになると思います。

荻原　遺言状って、自己決定の最たるものですから、ちゃんとつくっておかなくちゃいけませんよ。この分はこの子に、この分はあそこに、って。いまはパソコンでも一部はつくれるので、ずいぶんラクだと思います。

鎌田　自筆じゃなくていいんですか？

荻原　遺言状自体は自筆じゃないといけないんですが、それにつける財産目録はパソコンでも大丈夫になりました。

鎌田　パソコンが使えると、書き直すときの負担が少ないからいいですね。思い立ったときに、すぐに書き直せるから。

荻原　先生は、そんなにしょっちゅう書き直すんですか？

鎌田　書き直すのもいいと思うよ。「最近、長男が顔を見せにも来ないけれど、長女は頻繁に来て食事の世話をしてくれる。だから、財産は長女に多めにしておくか！」って書き直すの(笑)。そしたらね、長男はぼくの気持ちがわかったみたいで、しょっちゅう来てくれるようになった。孫も連れてよく来てくれる。うれしいですよ。それで遺言状を書き直すんです。やっぱり平等にしようかなぁって(笑)。

荻原　あはは、すごくいいですね。あとね、私は死んでからじゃなくて、生きているうちに渡すのもいいと思うんですよ。

鎌田　でも、贈与税がかかるんじゃないの？

荻原　年間110万円まではかからないんです。だから1年に一度、年末になったら子どもたちを集めて、110万円を誰か一人に渡すんです。

「今年、一番お世話をしてくれたのは長女だったから、今年は長女に渡します」って。そしたらみんな親孝行しちゃう(笑)。

鎌田　それはいい(笑)。子どもに渡すなら、遺産としてではなくて、生きているうちがいいよねえ。「ありがとう」の言葉だって直接聞けるんだから。孫にも少しあげたら、「勉強がんばれ！」っていう応援にもなりますよね。

投資が不安な人はＮＩＳＡなんてしなくていい

鎌田　いま政府はやたらと「投資しろ、投資しろ」って言いますよね。投資すればお金が増えるって。

荻原　ＮＩＳＡがその代表ですよね。「長生きしたいなら、投資して老後資金を増やしなさい」ってＰＲし続けていますが……。

鎌田　荻原さんはＮＩＳＡはあまりおすすめしない？

荻原　投資は、好きでやるならいいんです。でも必ずリスクがあって、投資したお金が半分になっちゃう可能性だってあるんです。それを自覚しないで始めるのは、めちゃくちゃ危険ですよ。簡単に儲《もう》けられるほど、投資は甘くありません。

鎌田　なのにみんな退職金を抱えて銀行の窓口に行っちゃうんだよね。「この１０００万円どうしたらいいんですか？」って。

荻原　それこそ、カモがネギしょってお鍋に飛び込むようなものです。手数料の高い投資信託を買わされてしまうかもしれません。それだけならまだしも、生きている間に半額になっちゃうかもしれません。それでも誰も責任をとりませんから。

鎌田　投資が大好き、という人もいますけどね。

荻原　そういう人は止めません。過去にも経験があって、定年退職したあとに「頭の体操だ」って思いながらやるのは賛成です。でも「退職金の1000万円、これがなくなったら要介護になったときにどうしよう」っていう人は絶対にやっちゃダメです。あと、毎日毎日「下がっていないか」と気になってストレスになるような人も、投資には手を出さないほうがいいですね。

鎌田　長期投資をすればいいって政府は言っているけれど、それは高齢者には関係ないよね。

荻原　そうですよ。30年たったらとり返せるかもしれないけれど、その頃に私たちのほとんどは生きていませんからね。若い人なら投資に挑戦して痛い思いをすることも勉強になるかもしれませんが、高齢になって修羅場をくぐる必要なんてありません。

農業従事者は寿命が長い？ 働き続けるメリット

鎌田　これを読んでいる人の中には、「年金の額も少ないし、預貯金もそんなにないよ」っていう人もいると思うんです。

荻原　そうですよね。その場合は働き続けるのがいいと思います。私もそのつもりですから！

鎌田　まったく同感ですね。ぼくも働き続けます。そのほうが健康にもいい。

荻原　２０１７年に発表した早稲田大学の研究で、「農業従事者の後期高齢者医療費は、非農業者の７割」という報告がされましたよね。農業をしている人は、そうじゃない人に比べて健康な人が多く、寿命も長いそうです。

鎌田　農業には定年退職がないから、何歳であっても元気なら仕事を続けられます。高齢になっても働いている人が多いんですよね。

荻原　農業って体を動かす仕事ですから、「貯筋」もできますよね。それに天気や気象予報などを見ながら「この時期に種をまいていいかな」など、頭も使います。太陽も浴びるので健康にもいいんでしょうね。

鎌田　ぼくが50年前に長野に赴任してきたときには、長野県は脳卒中が多くて医療費がかかる県だったんですよ。それがいまや日本トップクラスの長寿県になり、同時に医療費も安い県になりました。なぜだろうと研究を進めたところ、高齢者の就業率がほかの県に比べて高いことが理由のひとつだったんです。長野県には企業が少なくて、県の収入を支えているのは農業なんです。農業は、70歳になっても80歳になってもやるべきことがある。経験を生かして作物の成長を見たりしてね。そこに自分の存在する意味というか、人さまの健康に役立っているっていう誇りを感じると思うんです。それが健康度を上げているんじゃないかとぼくは思います。

荻原　確かにそうですね。でも、長野県の平均寿命が延びたのは、鎌田先生をはじめとする地域医療の先生がたが生活習慣や食習慣を変えるように指導されたことも、大きな要因ですよね。私の実家は長野県の小諸なので、母がよく話していました。

鎌田　そうですか。うれしいです。

荻原　母は「エリザベス女王と同い年」とよく自慢していたんですけれど、いまや女王よりも長生きになりました。長野県に生まれ育ったおかげかもしれませんね。

Column 5 荻原博子さんに質問

シニアライフを豊かにする節約方法を教えて!

Q 高齢期のお金が不安。お金を守るにはどうすればいい?

A 健康でいることが一番の節約です!

厚生労働省の「医療保険に関する基礎資料」によると、1人が生涯にかかる医療費の総額は推計約2800万円(自己負担分ではなく総医療費)。そのうち49%は70歳以上にかかる医療費です。70代以降に病気もケガもせず、医療のお世話にならないのが一番の節約、ということです。

生涯にかかる医療費(令和3年度の推計)

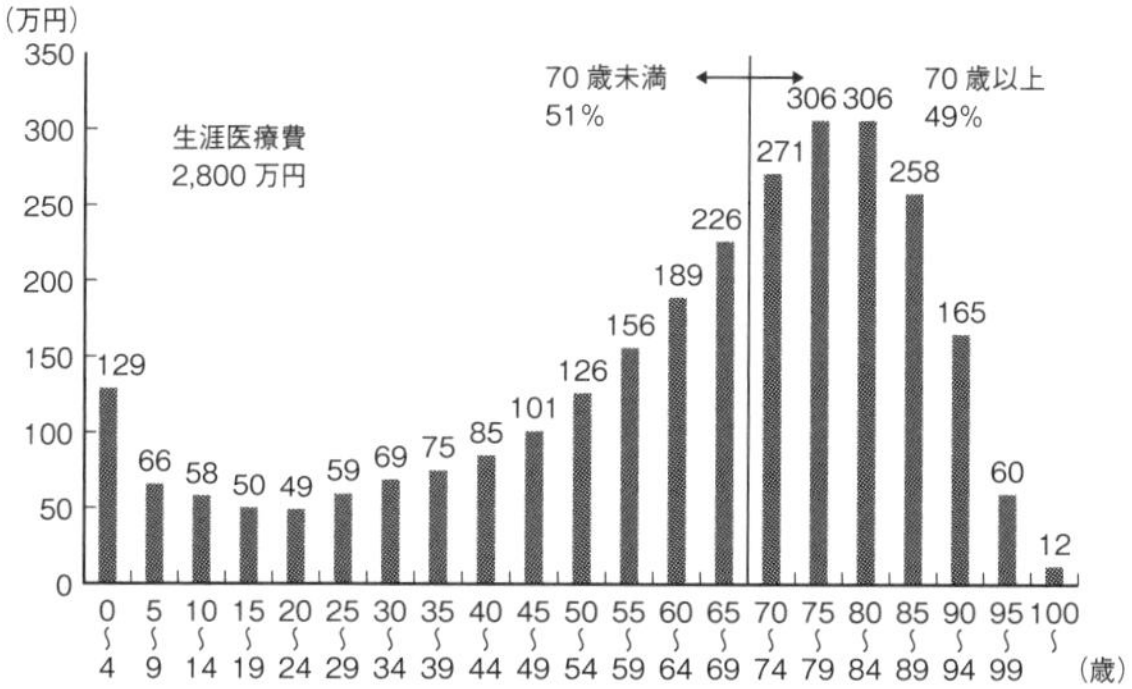

(注) 令和3年度の年齢階級別一人当たり国民医療費をもとに、
令和3年簡易生命表による定常人口を適用して推計したものである。
出典:令和3年度「医療保険に関する基礎資料」厚生労働省

Q 国民年金の受け取りは遅らせたほうがお得？

A 自分にとってベストな受け取り方を検討して

年金の受け取りは原則65歳ですが、66～75歳の間で受け取り時期を繰り下げることができます。1カ月繰り下げれば0・7％増額され、75歳だと84％も増額し、その金額を生涯受け取れます。が、その場合は100歳近くまで生きないとお得にはならない計算です。

逆に、受け取りを60歳に繰り上げると1カ月につき0・5％減額されます。この場合は80歳以上まで生きると損になる計算。平均寿命より長生きできそうと思うなら、70歳くらいまでは繰り下げてもいいのではないでしょうか。

なお、厚生年金の場合には、65歳未満の配偶者などがいると「加給年金」を受け取れます。しかし繰り下げ受給にして受け取る時期を先延ばししている間に、配偶者が65歳を超えてしまうと加給を受けられません。その場合、老齢基礎年金のみ繰り下げるという方法もあります。

年金は複雑で、簡単に「これがお得」とは言いきれません。自分の健康状態や家族構成なども含めて考え、ベストな受け取り方法を検討しましょう。

Q 60代で夫婦2人暮らし。生命保険の支払いが負担です

A 子育てが終了したなら保険は不要です

保険は「くじ」のようなもの。みんなが出し合ったお金を、病気になった人や亡くなった人の家族が受け取るので、健康な人は払い損です。若い世代であれば「大黒柱が亡くなったら子どもたちの教育費が払えない」などの不安がありますから、保険は必要かもしれません。でも高齢になってある程度のお金が貯まり、子どもにもお金がかからなくなったら保険は不要。その分は貯蓄しておくか、楽しく使いましょう。

Q ウォーキングしたいけれどひざに不安があります

A サイクリングや水中ウォーキングはいかが？

自転車に乗れるかたならサイクリングがおすすめです。ひざや脚への負担は小さいのに脚の筋肉が鍛えられ、有酸素運動にもなります。「自転車に乗ったらガソリン代も節約できた」という声も。水中ウォーキングもいいですよね。浮力がかかるので、ひざへの負担は軽減されます。多くのプールでは「歩くコース」が設けられているので安心。自治体のスポーツ施設なら利用料も安くてすみます。

Q ウォーキングするだけで得するサービスがある？

A 歩けばポイントが貯まるサービスがいろいろ

各自治体は高齢者の医療費を節約するために「歩くこと」を推奨しています。専用アプリをスマホにダウンロードしたり、記録表に記入したりすることでポイントがつき、賞品などをもらえます。以下は一例ですが、お住まいの自治体でもやっているか調べてみて。民間のサービスでも、歩数に応じて「WAONポイント」がつく「RenoBody」や、歩数と体重の記録が「dポイント」になる「dヘルスケア」などいろいろあります。

自治体の健康ポイント制度の例

自治体	名称	サービス概要
埼玉県	コバトンALKOOマイレージ	アプリをダウンロードして歩くと歩数が自動送信され、年4回の抽選でデジタルギフトなどをプレゼント。
神奈川県横浜市	よこはまウォーキングポイント	参加者には無料の歩数計が送られ（送料は各自負担）、歩数に応じてポイントを付与。ポイントに応じて抽選で景品が当たる。
栃木県宇都宮市	うつのみや健康ポイント	スマホアプリか活動記録票を利用。歩く、自転車に乗る、体重計測などでポイントをため、1年間の合計で図書カードなどに交換。
高知県	高知家健康パスポート	スマホにアプリをダウンロードし、歩数や血圧・体重計測に応じてポイントがたまる。健康施設などで特典を受けられる。
滋賀県	BIWA—TEKU	アプリをダウンロードすると、歩いた歩数だけでなく、各市町の健康イベントでもポイントをためられて、賞品の抽選応募ができる。

※編集部調べ（令和7年1月現在）

PART 6

高齢期を
幸せに生きるために

お金があっても幸せになれない。でも幸せはお金を呼ぶ

荻原　鎌田先生とお話ししていると、物事のとらえ方が非常にポジティブだなあと思います。幸福度の高い人って、やっぱりポジティブなんですよね。

鎌田　荻原さん、幸せでいるための5つの要素ってご存じですか？　①健康、②いい人間関係、③自己決定、④収入、⑤学歴の5つだそうです。

荻原　なるほど。確かにこの5つはどれも大切な要素ですよね。どれが欠けても幸せにはなれないかもしれません。

鎌田　でもね、多ければ多いほどいいわけじゃないんですよ。たとえばお金。増えれば増えるほど幸せになるかっていうと、そうじゃないんです。年収300万円で幸せな人もいれば、1000万円でも不幸な人もいま

す。もちろん、お金はないよりあったほうが幸せではあるんだけど、ぼくが以前読んだ論文では、年収７００万円くらいで幸福度は頭打ちになるんだって。

荻原　複数の研究で証明されていますよね。７００万円くらいまでは、増えれば増えるほど幸福度が上がるんだけれど、それ以上になるとあまり変化がない。収入が安定すると、その先はもっと違う要件がからんでくるんです。自分の裁量で使えるお金がある程度はないと幸せとは思えないけれど、それがものすごく増えたところで幸福度は変わらないということですね。どんなにお金があったって『クリスマス・キャロル』の主人公スクルージみたいな人もいるわけですから。

鎌田　おもしろい話があるんです。アメリカのハーバード大学の研究で、「自分のことを幸せだと思う」という学生と、「幸せとは思わない」という学生のその後を16年間調査したんです。すると、幸福度の高かった学生は、低い学生よりも1年間で275万円も収入が高かったそうです。自己決定ができて幸福だと感じている人には、お金もついてくるということです。

荻原　それ、すごくよくわかります。だって「自分は幸福だ」と思って輝いている人と、「自分は不幸だ」と思って暗い顔をしている人、会社はどちらを採用したいかといえば、あきらかに前者ですよね。プラスのエネルギーをもっている人のほうが、絶対に得なんです。

鎌田　アメリカのマウントサイナイ医科大学の研究では、人生の目的意識をもつ人は心臓血管疾患による死亡リスクが低いこともわかっているんです。

荻原　気持ちのもちようで、幸せもお金も健康も手に入るっていうことですね。

「幸せホルモン」をたっぷり分泌させる方法

荻原　鎌田先生に伺いたかったんですが、幸せって、実はホルモンともすごくかかわっているんですよね？

鎌田　そうそう。これも「無形浮遊資産」のひとつなんですが、セロトニンっていうホルモンは「幸せホルモン」と呼ばれているんです。うつの患者さんを調べると、セロトニンの分泌が足りていない。だから治療薬にはセロトニンに関係ある薬が使われるんです。

荻原　薬を使わなくてもセロトニンは増えるんですか？

鎌田　増やせます。絶対にやってほしいことは、朝、太陽の光を浴びることです。セロトニンは腸でつくられるんですが、太陽に当たると脳内で幸せを感じるんです。荻原さんは「犬の散歩が楽しい」っておっしゃっていましたが、朝に太陽の光をたっぷり浴びているせいで、セロトニンもたっぷりつくられているのだと思いますよ。

荻原　そうなんですね！　実は私、30年ほど前に軽いうつ状態になったことがあるんです。夜に眠れなくなってしまって「このままじゃダメだ」と思って、犬を飼い始めたんです。そうしたら眠れるようになりました。これって、毎朝犬と散歩しているからですよね？

鎌田　そうですね。セロトニンというホルモンは、夜になるとメラトニンという睡眠ホルモンに変化するんです。朝に太陽の光をしっかり浴びてセロトニンがつくられると、夜にぐっすり眠れるんです。

荻原　やっぱりそうか。腑《ふ》に落ちました。

鎌田　ほかにもセロトニンをつくる方法として、リズミカルな運動もあります。ウォーキングや軽いジョギングなども効果的。セロトニンは腸でつくられるので、腸内環境を整えるために発酵食品や食物繊維をとることも大切です。そうそう、セロトニンのもとになる「トリプトファン」という栄養素は、豆腐、みそ、納豆、チーズ、牛乳、卵、バナナなどに含まれているので、これもできるだけ食べたほうがいいですね。

荻原　すべてパート2でおすすめの食品ばかり。これをとれば「幸せ」にも役立つということですね。

夜11時から朝6時までは眠りの中で過ごす

荻原　ところで先生は、夜、何時間寝ていらっしゃるんですか?

鎌田　ぼくは6時間から7時間。

荻原　割としっかり眠っていますね。私も犬を飼ってから眠れるようになったんですが、夜中に必ず一度は目が覚めるんです。

鎌田　ぼくも夜中にトイレには行くけれど、1回なら問題ないと思っています。2回以上起きる場合には、泌尿器科に相談したほうがいいかもしれないね。ちょっとした物音で起きてしまうのは、睡眠が浅くなっているせいですね。若い頃みたいに深く眠るなんて、なかなかぜいたくなことになっていると思います。

荻原　そうなんですね。高齢でも早寝早起きがいいのでしょうか。

鎌田　夜10時には寝たほうがいいですよ。夜中の12時から2時の間に、お肌をきれいにするホルモンが出ますから。

荻原　まあ、素敵！

鎌田　そして朝4時から6時までの間に体重を減らすホルモンが出ます。

荻原　ええっ？　そんなものまで！

鎌田　そういう意味で、夜11時から朝6時までは眠りの中に入っていたほうがいいと思います。それでちょうど7時間睡眠です。

荻原　私の夫なんて、朝7時になっても起きません。なかなか目が覚めない人はどうしたらいいんですか？

鎌田　夜があまりに遅いなら話は別ですが、８時間でも９時間でも寝ていられるというのであれば「睡眠力」があるということですから、心配無用です。仕事などに支障が出ないようであれば、寝かせてあげていいと思います。

荻原　そうか、夫には睡眠力があるんですね。確かに幸せそうです(笑)。睡眠力をつけるためにできることって何かありますか？

体内時計をリセットしてくれる朝の光と朝食

鎌田　「概日リズム」、つまり睡眠と覚醒のリズムを整えることが一番大事です。これが乱れると免疫力が弱くなったり、認知症になりやすくなったりするんです。

荻原　起きる時間と寝る時間を、毎日同じにするということですか？

鎌田　簡単に言えばそういうことです。人間には体内時計があって、多くの人が24時間30分くらいで動くんですよ。つまり地球の自転よりも30分くらい長いの。だから体内時計に従っていれば、昨日は夜10時に寝ても、今日は夜10時半、明日は夜11時……って、寝るのはどんどん遅くなるものなんです。

荻原　若い頃、「夜は何時までても起きていられるのに、朝は早起きできないのはなぜ？」ってよく思っていました。寝坊&夜更かしになるのは体内時計のせいなんですね。

鎌田　そうそう。これを放っておくと時差ボケみたいになって、子どもは学校に行けなくなっちゃう。だから、朝にそのずれをリセットする必要があるんです。

荻原　リセットしてくれるのが、太陽の光なんですね。

鎌田　そのとおり！　朝に光を浴びるとしっかり目覚めるし、セロトニンが分泌されて、夜には睡眠ホルモンのメラトニンにかわって眠れるようになります。さらに朝食をしっかりとることも大事。ここで体が目覚めて、気持ちよく1日を始められます。

荻原　それでも夜なかなか眠れないときは？

鎌田　体をあたためるといいですね。赤ちゃんって、眠くなると体があったかくなるでしょう？　眠くなると体温が上がって、下がるときに眠れるんです。

荻原　お風呂に入ってから寝るのがいいんですか？

鎌田　そうですね。お風呂から上がった直後じゃなくて、1時間から1時間半くらいあとに布団に入るとちょうどいいと思います。眠れない夜はホットミルクもいいですよ。セロトニンが分泌されやすくなるし、体内の深部体温も上がりますから。

荻原　周囲にも眠れなくて睡眠外来に行って睡眠薬をもらっている人がけっこういるんです。でも、朝の散歩やお風呂で解決できるなら、そのほうがいいですよね。

鎌田　でも、本当にうつっぽくなったら病院に行くことも大切です。

高齢になってからのペットは健康の源

鎌田　ここまでお話ししてきて、荻原さんの健康は犬に守ってもらっている部分が大きいのではないかと思いました。

荻原　私もそう思います。犬がいるおかげで朝の光を浴びているし、毎朝歩いているし、生活リズムが整っているんですよね。

鎌田　しかも、犬をさわったりなでたりすると、オキシトシンっていうホルモンが分泌されるんです。オキシトシンは「絆ホルモン」ともいわれていて、スキンシップをしたり、「ありがとう」などの言葉をかけ合ったりすると分泌されるホルモンなんです。ストレスから脳を守ったり、安らぎを得られたり。オキシトシンには抗酸化力があるという研究もありますから、老化も防いでくれるホルモンです。

荻原 「絆ホルモン」ですか！ 確かに犬は、私が悲しいときや疲れているとちゃんと感じてくれて、なぐさめてくれたりもするんです。手はかかりますけど、子どもも巣立ったし、夫は手がかからないので、手をかけさせてもらえることもうれしいんですよね。

鎌田 荻原さんの犬は何歳なの？

荻原 1匹は11歳、もう1匹は3歳です。1匹目が8歳のときに、突然「この子はきっと私より先に亡くなっちゃう。そうしたら寂しいだろうなあ」と思って、重ね飼いすることにしちゃったんです（笑）。

鎌田 ペットに救われるって、すごくあるよね。ぼくの父は、母が亡くなったあと10年間、一人暮らしをしていたんですが、３匹の猫と暮らしていました。猫が父を支えてくれているように見えましたね。

荻原　わかります。年齢が上がるほどに、ありがたみが増します。以前、ペット可の介護施設を見学したことがあったんですけれど、そこの入居者さんはとても元気でした。「自分が面倒を見なくちゃ」と思うと、気持ちがシャキッとするんでしょうね。「もう高齢だから、とてもペットの面倒は見られない」って思いがちですけれど、高齢だからこそペットが必要なんじゃないかと思うんです。

ただ、ペットってけっこうお金がかかります。ペットフードだけでも年間数万円かかるし、トイレシートなどの消耗品も必要です。医療保険はないので医療費は実費だし、ワクチン代も数千円、避妊手術に数万円。１匹あたり平均すると、わが家の場合は年10万円くらいかかると思います。

鎌田　でも、それに勝るとも劣らない幸せがあるんですよね？

荻原　もちろんです。私の健康の源ですし、ある意味、趣味でもある。犬が好きだから、そこにお金を使っているんです。鉄道マニアの人がグッズを集めるのと同じですよね(笑)。

鎌田　誰かのお世話をするのは大変だし、自分だけのほうがラクなように思えるんだけど、誰かの役に立っていると思うと心が明るくなるんです。誰かの助けになることが、回り回って幸せにつながる気がしますね。

荻原　幸せはお金で買えないから、アクションを起こさないと自分のところにはやってこないってことです。

「ソロ立ち」することが、高齢期の幸せの条件

鎌田　先ほど幸せでいるための5つの要素をお話ししましたよね。ぼくはね、高齢期を幸せに生きるかどうかは、「自己決定」が一番重要な気がし

ているんです。ここまでにも何度かお話ししましたが、自分が働いて稼いできたお金をどう使うか、延命治療を受けるか受けないか、最期はどこでどんなふうに死にたいのか、そんな自己決定力は高齢者ほど必要になってくると思います。

荻原　同感です。私ね、70歳になってつくづく思うんです。人生の価値は、自分で決めて自分でやってきたことでつくられているんだなって。誰かに指示されたことをやり続けてきた人は、「自分で決める」「自分で選びとる」という力が弱いなあって感じることがあります。

鎌田　人の顔色をうかがってきた人は、とくにそうだよね。

荻原　私の周囲を見ると、定年退職したあとに無気力になってしまう男性がけっこう多いんですよ。「夫が家でずっとゲームばかりしている」「やたらと私の後ろをついて歩くようになって面倒くさい」っていう妻の声、けっこう聞きます。

鎌田　それを聞いて思い出した。女性はだんなさんが亡くなると長生きするけど、男性は奥さんが亡くなると長生きできないっていうデータがあるんです。

荻原　知り合いの保険会社の人も言っていました。妻を亡くした夫は、そのときは割と冷静なんですって。でも、半年くらいするとろうそくの火が消えるみたいに、ふ〜っと亡くなるケースが少なくないそうです。一方で、夫を亡くした奥さんは「どうして私を置いて逝《い》ってしまったの！」って棺《ひつぎ》にすがって泣いたりするんですけど、半年後にはすっかり元気。ご主人の生命保険も入るから、「ここからが、わが世の春！」みたいになる人もいるそうです（笑）。もちろん人によって違うと思いますけど、男性にもそれくらいのタフさをもってほしい。

鎌田　そうそう。明るく元気に生きたって、亡くなった配偶者をないがしろにしているわけじゃないんですから。男性も「ここから新しい人生を始めよう」くらいに思ってほしいですよ。

荻原 なぜそれができないんでしょうか。

鎌田 知らず知らずのうちに相手に寄りかかっていたのでしょうね。とくにぼくらの世代は、「妻がいないと靴下の場所もわからない」っていう男性も少なくない。だから定年退職を機に「ソロ立ち」することが大切なんです。

人はみな、最後は一人。「ソロ」で生きる

荻原 「ソロ活」は聞いたことがありますが、「ソロ立ち」とはどういう意味ですか？

鎌田 ぼくがつくった言葉です。一人ひとりが本来の自分らしさみたいなものをちゃんと自覚して、「自分はこうしたい」「こう生きたい」という自

己決定力をもつことを「ソロ立ち」と名づけたんです。

荻原　なるほど！　「ソロ立ち」……いい言葉です。

鎌田　誰だって、命の最期は個人戦です。どんなに仲のいい夫婦でも、亡くなるときは一人。夫婦だから、親子だから、最期はなんとかしてくれるだろうなんて思わないことです。どんな治療を受けたいか、どこでどんな最期を迎えたいか、自分で選ぶことが大切なんです。それもあって『鎌田式おきらくハッピーエンディングノート』（家の光協会）を出版しました。名前はエンディングノートなんですが、やりたいことを書く欄が多くて、実際には「リビングノート」なんですけどね。

荻原　自分がどうしたいかがわからない、っていう人も少なくないですよ。

鎌田　そういう人は「ソロ活」から始めるといいと思います。一人で映画を見るとか、一人で美術館に行くとか。友だちや家族といっしょだと相手の好みに合わせちゃうんだけど、一人だと「自分はどの映画を見たいんだろう」と考えるでしょ？　これは小さいけれど、確かな自己決定です。その積み重ねの先に、自分の人生の決断をする力がついてくるんじゃないかと思います。

荻原　「ソロ」で生きる練習ですね。でも、私の友人の中には「一人で出かけたいのに、だんなさんがついてきちゃう」っていう人もいるんですけど（笑）、それはどうしたらいいですか？

鎌田　じゃあ、とりあえずいっしょに出かけましょう。たとえば夫婦で京都に行ったとしますよね。だんなさんはお寺に行きたい、奥さんは焼き物を買いたい。2人で両方に行くのではなくて、別行動するんです。午前中は別行動してランチで落ち合う。そしてまた別行動して、夕方にホテルで集合。そうやって短時間でも「ソロ活」をしていけば、いつの間にか「ソロ立ち」できる関係をつくれるようになると思うんです。

荻原　いいですね、熟年離婚も避けられそうです（笑）。

鎌田　あとは奥さんのほうが勝手に「ソロ活」しちゃうんです。「毎週木曜日は主婦をお休みしますので、3食は全部自分で作ってくださいね」って。そうすれば、だんなさんも自分で何か作るかもしれないし、ご近所の食堂を開拓するかもしれない。

荻原　面倒を見すぎない、甘やかさないってことですね。

鎌田　一人でいる時間が増えれば、家族や職場の人間関係だけじゃない、ゆるやかな友だち関係が生まれると思います。ぼくはそれを「ゆる友」って呼んでいるんですが、そういう関係性の人がご近所にいるって、とても大事だと思います。

孤立無援ではなく「個立有縁」でいこう

荻原　今回、表紙の写真は「蓼科高原バラクライングリッシュガーデン」

の素晴らしい庭園で撮影させてもらいましたよね。昼食には鎌田先生の行きつけの「そばきり道玄」さんでおいしいおそばをいただきました。どこに行っても「鎌田先生」「鎌田先生」と声がかかって……。鎌田先生は、それこそ地元にたくさんの「ゆる友」がいるんだなあと、あらためて思いました。

鎌田　荻原さんこそ、「バラクライングリッシュガーデン」に来ていたお客さんに「テレビで見ています！」って声をかけられていたじゃないですか（笑）。

荻原　それとこれとは話が別です（笑）。ご家族や職場以外の場所でも、さまざまなつながりをもっていらっしゃるのは素敵だな、という話です。

鎌田　そうですね。いろんな人と、ゆるやかなつながりをもっていたいと思っています。「ソロ立ち」は、けっして孤立無援っていう意味ではなく、一人の人間として立ちながら、人とのゆるやかな縁をつなぐ「個立有縁《こりつゆうえん》」

なんです。ぼくにとって、そのお手本になっているのが岩次郎さんです。

荻原　岩次郎さんは、先生のお父さままですよね。

鎌田　はい。事情があって実の両親が育てられなかったぼくを、岩次郎さん夫婦が引き取って育ててくれました。ぼくが1歳8カ月くらいのときです。岩次郎さんは親でもあり、恩人でもあります。母になってくれた人は若い頃から体が弱く、60代で亡くなりました。その後、岩次郎さんは一人暮らしになりました。

荻原　3匹の猫ちゃんといっしょ。

鎌田　そうそう。ぼくは長野の病院に勤務していたので、父のことを気にしつつも、あまり顔も見られなかったんです。あるときぼくが仕事で東京に行くと、父は近所の焼き鳥屋さんに連れていってくれました。するとね、店主やお客さんが「カマさん、久しぶり」「今日は息子さんといっしょなの？」って声をかけてくれるんです。それを見て、父とゆるやかにつながってくれている人がこんなにいたんだ、ってうれしくなりました。けっして父は孤立していたわけじゃないんだな、って。

荻原　先生のご自宅は「岩次郎小屋」とおっしゃるんですよね。どうしてお父さまのお名前をつけられたんですか？

鎌田　70代後半になった父を呼び寄せるために建てた丸太小屋なので、父の名前をつけたんです。実の子でもないぼくを育ててくれた恩返しをしたい、という気持ちもありました。

荻原　長野にいらしても、岩次郎さんは人生を楽しんでいましたか？

鎌田　最初はぼくも「地域になじめるかな？」と少し心配していたんですが、地元のゲートボールチームに入って、そのうちリーダーにもなって、大会で優勝したりしていましたよ(笑)。最期は家族に見守られて旅立ちました。

荻原　素敵なご関係ですね。

一人だから寂しい、なんて決めつけない

鎌田　一人暮らしの日本人って、すごく増えているでしょう？　国勢調査によると、男性の3割、女性の2割は生涯未婚です。年間約47万組が結婚しますが、約18万組が離婚しています（2023年 人口動態調査）。最も多いのは単独世帯で、38％を占めます。高齢者だけで見ると19％、5人に1人は単独世帯です。

荻原　どちらかに先立たれれば、どうしても一人暮らしになりますしね。

鎌田　高齢者の一人暮らしって、どうしても「寂しいのではないか」と思われがちです。でもぼくは、寂しさよりも満足度のほうが大切だと思うんです。ある調査では、高齢者は夫婦で暮らしている人よりも、一人暮らしの人のほうが満足度が高いことがわかっています。

荻原　そうなんですね。

鎌田　たとえば、高齢になっても「できるだけ自宅で暮らしたい」と思っている人は多いですよね。でも病気になって体が不自由になったりすると、いっしょに暮らす家族に負担がかかる。「申し訳ないから」って施設に入る人はすごく多いんです。でも一人暮らしなら、介護保険を使って要介護2くらいまでは家にいられる。それ以上でもいけるかもしれない。気兼ねはいらないですからね。

荻原　確かにそうですね。ソロ立ちしている人にとっては、「一人だからかわいそう」っていうわけではないということですね。

仕事を続けながら、ひらりと老いをかわす

鎌田　荻原さんはこの先のことは考えていますか？　いつまで仕事をしよ

うとか。

荻原　私は仕事のオーダーがあるかぎり、ずっと仕事を続けるつもりでいます。そのうちきっとオーダーもこなくなると思うんですけどね。依頼されているうちはやります。

鎌田　荻原さん、仕事が楽しそうですもんね。

荻原　あはは、大好きです。そもそも文章を書くことが好き。60代までは年間4～5冊のペースで本を書いていたんです。でも最近少しスピードが落ちてきたので、今後は無理せず年1～2冊くらいかなって思っています。でもやっぱり書くのが好きで、昨年12月に出版した本は、新書なのに気がついたら300ページ以上書いちゃった(笑)。編集さんに「もう少し削ってください」って言われました。

鎌田　ネットにも記事を書いているよね。

荻原　はい。インターネットの記事は、いま話題になっている経済問題についてオンタイムで書けるので楽しいですよ。この前「マイナ保険証」についての記事を書いたら「今日一番読まれた記事」になって、思わずガッツポーズしました(笑)。

鎌田　やっぱり好きな仕事を続けるのは長生きの秘訣だね。

荻原　鎌田先生はいかがですか？

鎌田　ぼくはね「ピンピンひらり」といきたいですね。生きているうちはピンピンと好きなように動いて、死ぬときにはひらりとあの世に行く。とはいえ老いるからね、１００％ピンピンではいられません。４年くらい前かな、「心房細動」という不整脈の一種がひどくなって、治療のために手術を受けました。おかげでいまはほとんど問題ないんだけど、自分を休ませる時間もとっていかなくちゃな、と思います。

荻原　やりたいことはたくさんありますけどね。

鎌田　そうそう。仕事も次世代にバトンを渡しながら、本当にやりたいことだけを残す作業も始めていこうかな、と思っています。

遺影の写真は、もう決めました

鎌田 ところで、荻原さんは遺影の写真は決めていますか？

荻原 遺影ですか？　まだですが、決めておいたほうがいいでしょうか。

鎌田 万が一のために、写真館で撮っておくのがおすすめですよ。

荻原 そうですよね、「えー？　この写真使ったの？」って思っても、あの世から文句は言えません(笑)。写真館できちんと撮影するのはいいですね。

鎌田 孫の七五三で撮影することはあっても、それは孫のための写真じゃないですか。自分のための写真を撮っておくんです。1枚はピシッとしたフォーマルな感じで撮るんだけど、もう1枚は「あいつらしいな」って思わせるようなユニークな写真がいいと思います。女性だったらめちゃくちゃおしゃれして、ドレス着たりして撮影するのをおすすめします。

荻原　それは楽しいですね！　もう一人の自分になった写真があるって、ワクワクしますね。それを遺影にするんですか？

鎌田　それもいいと思う。でも、もしかしたら家族が「ふざけているからダメ」と思うかもしれないから、ちゃんとフォーマルな写真も撮っておくんです。

荻原　なるほど、それはいいですね。鎌田先生は撮影されたんですか。

鎌田　ぼくの場合は、２０２３年に撮影したスキーの写真にしてほしいと家族に伝えているんです。24年には滑っている写真の動画も撮影したので、家族葬でこの写真と動画を流してほしいと言っています。

荻原　すごい！　もう完璧ですね。

鎌田　おもしろいこともいっぱいしてきましたし、人に言えない恥ずかしいこともいっぱいしてきました。経験していないのは、死ぬことだけ。死んだら終わりなのはよくわかっていますが、ちゃんと最後にサンキュー&グッバイと言えるかどうか、それを楽しみにしているんです。お葬式に来てくれたかたたちには、ぼくが好きだった食べ物をふるまうように家族には伝えています。会葬礼状も書きました。もう準備万端です。あとは死ぬだけ。

荻原 先生は、死ぬことも楽しそうにお話しになりますね。

鎌田 うん。どうあがいても、人は死ぬんです。病気も老いも認知症も貧乏も、ぜ〜んぶ「死」が帳尻合わせしてくれる。だからぼくらは野菜食べて、運動して、それ以外はクヨクヨせずに楽しむことを考えましょう。

荻原 大賛成です。ワクワクしながら生きていきましょう!

おわりに

　ぼくが長野県で地域の健康づくり運動を始めて50年になります。不健康で医療費が高かった地域を平均寿命日本一にし、医療費が安い地域に変えていきました。健康寿命にはいくつかの測定方法がありますが、国民健康保険中央会での測定では健康寿命も日本一になりました。

　ぼくはいつも行動変容、つまり、どうすれば人の行動を変えることができるかを考えてきた人間です。身につけてしまった生活習慣を変えるのはとても大変なことですから、それを変えるためのヒントを伝えたくて、たくさんの健康本をつくってきました。

　今回は経済ジャーナリストの荻原博子さんといっしょに本をつくることができて、新しい武器を手に入れたと思っています。

　病気や要介護になると、健康でいるよりもお金がかかります。ぼくはずっと「病気になるとお金がかかるよ。だから、健康でいようね」と地域の高齢者に話してきました。でも荻原さんはもっと明快で、「5キロやせたら100万円の得をする」とおっしゃっていて、ユニークなお考えだとひざを打ちました。そのほうが行動変容も起きやすくなりますよね。

また、荻原さんとお話しするうちに「資産形成」することもとても大事だとあらためて実感しました。

土地や建物などの財産は固定資産、現金や預貯金などは流動資産と言いますが、ぼくはここ10年、貯金ではなく「貯筋」しましょうと言い続けてきました。筋肉からはマイオカインという若返りホルモンが出て、血糖値を下げ、認知症のリスクを減らしてくれるのです。これは「無形浮遊資産」と言ってもいいのではないかと思っています。

「貯筋」をするためには「朝たん」と「朝ベジ」が大事。朝からたんぱく質とベジダブル（野菜）をしっかりとることで老化のスピードをゆるめ、脳梗塞や心筋梗塞、認知症のリスクを減らすことができるわけです。固定資産や流動資産だけに目を奪われないで、無形浮遊資産を増やす生活習慣も必要です。

1人の人の平均介護期間は約5年。月々の費用は平均8万円。合わせて500万円くらいかかるそうです。最後まで筋肉を増やして維持し、フレイルにならない、脳卒中にならない、認知症にならないようにし、ＰＰＫ（ピンピンコロリ）ではなくＰＰＨ「ぴんぴんひらり」とあの世に行けば、介護費用の５００万円は使う必要がなくなるのです。

荻原さんによると、自分の健康に自信がもてたら、年金を70歳まで繰り下げ受給できるからさらにお得だということです。わかりやすいですよね。

ぼくはこれまで食や運動などの面からの健康づくりを考えてきましたが、初めてお金の面から健康づくりを考えることができました。

健康づくりに成功し、人生の自己決定をしていれば、自分の貯めたお金は最後まで残ります。それをどうやったら上手に使えるかという話もふたりでしました。自分の生活を最後まできちんと守りながら、安心して楽しくお金を使える方法のディスカッションは非常にワクワクするものでした。

この本を読んでくださったかたが、同じようにワクワクして「よし、トイレスクワットから始めてみよう」「卵をもうひとつ多く食べよう」などと思ってくれたら、こんなにうれしいことはありません。

あらためて、荻原博子さん、ありがとうございました。そして難しいテーマの対談をわかりやすく編集してくださった『ゆうゆう』編集部の石井美奈子さん、ライターの神素子さん、私たちふたりの写真をきれいに撮影してくださったカメラマンの佐山裕子さん、対談場所を提供してくださった蓼科高原バラクライングリッシュガーデンの皆さまにお礼を申し上げます。

2025年2月　鎌田 實

鎌田 實（かまた・みのる）
1948年、東京都生まれ。医師。東京医科歯科大学医学部卒業後、諏訪中央病院に赴任。「地域包括ケア」の先駆けをつくり、長野県を長寿で医療費の安い地域へと導く（現在、諏訪中央病院名誉院長）。現在は全国各地から招かれて「健康づくり」を行う。2021年、ニューズウィーク日本版「世界に貢献する日本人30人」に選出。2022年、武見記念賞受賞。ベストセラー『がんばらない』（集英社文庫）ほか著書多数。チェルノブイリ、イラク、ウクライナへの国際医療支援、全国被災地支援にも力を注ぐ。現在、日本チェルノブイリ連帯基金顧問、JIM-NET顧問、一般社団法人 地域包括ケア研究所所長、公益財団法人 風に立つライオン基金評議員ほか。

荻原博子（おぎわら・ひろこ）
1954年、長野県生まれ。経済ジャーナリストとして新聞・雑誌などに執筆するほか、テレビ・ラジオのコメンテーターとして幅広く活躍。難しい経済と複雑なお金の仕組みを生活に即した身近な視点からわかりやすく解説することで定評がある。「中流以上でも破綻する危ない家計」に警鐘を鳴らした著書『隠れ貧困』（朝日新書）はベストセラーに。『知らないと一生バカを見る マイナカードの大問題』（宝島社新書）、『５キロ痩せたら100万円』『65歳からは、お金の心配をやめなさい』（ともにPHP新書）、『年金だけで十分暮らせます』（PHP文庫）など著書多数。

STAFF
装丁　上坊菜々子
撮影　佐山裕子（主婦の友社）
イラスト　中川原 透
構成・編集協力　神 素子
校正　荒川照実、佐藤明美
本文デザイン・DTP　天満咲江（主婦の友社）
編集担当　石井美奈子（主婦の友社）

お金《かね》が貯《た》まる健康習慣《けんこうしゅうかん》

2025年３月10日　第1刷発行
2025年８月10日　第3刷発行

著　者　鎌田《かまた》 實《みのる》　荻原博子《おぎわらひろこ》
発行者　大宮敏靖
発行所　株式会社主婦の友社
〒141-0021
東京都品川区上大崎3-1-1　目黒セントラルスクエア
電話　03-5280-7537（内容・不良品等のお問い合わせ）　049-259-1236（販売）
印刷所　中央精版印刷株式会社

　ISBN978-4-07-461072-3